옥스퍼드 요가 수트라 수업

쉽게 해설한 파탄잘리 요가 수트라

옥스퍼드 요가 수트라 수업

니콜라스 서튼 지음 | **최기원** 옮김

옥스퍼드 대학생들이 열광한 특강

The Yoga Sutras

동글디자인

목차

- 서론 005
- 경문의 전개 016

요가 수트라 주석과 해설

1장 사마디 파다 040

2장 사다나 파다 070

3장 비부티 파다 106

4장 카이발야 파다 144

- 결론 169
- 용어집 173

서론

이 책은 인도 철학에서 가장 널리 알려진 파탄잘리Patañjali(고대 인도의 철학자이자 요가 사상가로, 요가의 체계를 확립한 인물로 알려져 있다)의 요가 수트라를 깊이 있게 탐구한다. 요가 수트라는 의미를 쉽게 이해하기 어려운 경전 중 하나다. 초기 인도 철학이라는 거대한 사상의 흐름 속에 자리하고 있는 경전으로 다루는 철학 자체가 복잡하고 난해한 영역이다. 그렇기에 핵심을 온전히 이해하려면 폭넓은 철학적 통찰이 필요하다.

그렇다고 이 연구에 첫발을 내딛으려는 이들의 의욕에 찬물을 끼얹을 생각은 없다. 오히려 어떤 수준에서든 파탄잘리의 글을 이해하는 것은 요가 철학을 제대로 알기 위한 중요한 기초라고 생각한다. 그럼에도 요가 수트라에 대한 논의가 원문에 대한 충분한 검토 없이 이루어지는 경우가 많아 종종 본래의 의미와는 다르게 해석되고 있는 현실이 아쉬움을 남긴다. 이러한 문제의식은 내가 이 학습 가이드를 집필하면서 필연적으로 마주하게 되는 고민이기도 하다. 결국 내가 고민하는 지점은, 더 많은 독자가 이해할 수 있도록 내용을 쉽게 풀어쓰는 것과 이 텍스트가 지닌 깊이와 복잡성을 있는 그대로 온전하게 전달하는 것 사이에서 어떻게 균형 잡을 것인가 하는 문제다. 그 균형을 제대로 이루었는지는 독자들의 판단에 맡길 수밖에 없겠지만, 적어도 이 고전을 학문적으로 소개하는 일이 결코 만만하지 않은 작업이었다는 것을 알아주길 바란다.

이 학습 가이드를 천천히 따라간다면 누구나 한층 깊고 넓은 통찰을 얻게 될 것이다. 요가 전통의 맥락 속으로 한 걸음 더 가까이 들어설 수 있다. 물론 수트라, 곧 경문 하나하나를 단번에 꿰뚫어 본다는 건 쉽지 않은 일이다. 그러나 설령 이해가 부족하고 아직은 흐릿하더라도, 그것만으로도 요가 철학의 문을 여는 데는 충분한 열쇠가 되어 줄 것이다.

요가 수트라의 시대와 저자

비록 본문에서 자신의 이름을 밝히고 있지는 않지만, 요가 수트라의 저자는 파탄잘리라고 널리 인정되고 있다. 그의 출생과 정체성에 얽힌 여러 전설이 전해지고 있지만 정작 그가 누구였으며 어느 시대를 살았는지는 분명히 밝혀지지 않았다. 파탄잘리가 비슈누Viṣṇu의 침상 역할을 하는 신성한 뱀 아난타Ananta의 화신이라는 설도 있다. 아난타는 요가를 전파하기 위해 인간 세계에 나타났고, 그의 어머니가 기도를 올리는 자세(안잘리anjali)를 취하고 있을 때 그의 손으로 떨어져(파타pata) '파탄잘리'라는 이름이 붙여졌다는 설도 있다.

역사적인 관점에서 요가 수트라의 연대를 둘러싼 논쟁은 저자인 파탄잘리가 기원전 2세기에 활동했던 문법학자 파탄잘리와 과연 같은 인물인지 여부에 있다. 인도 전통에서는 이를 당연한 사실로 받아들이고 있지만, 현대 학자들은 동명이인일 수 있다는 신중한 입장이다. 파탄잘리가 기원후 2세기 또는 3세기에 살았을 가능성이 크다고 주장하는 학자들이 대부분이다. 확실하게 단정하는 것은 불가능에 가깝지만 요가 수트라는 《바가바드 기타Bhagavad-gita》(고대 인도의 대서사시 '마하바라타MahĀbhĀrata'의 한 부분으로, 힌두교 철학에서 가장 중요한 경전 중 하나)를 염두에 두고 집필된 것으로 보인다. 이 점만 놓고 보더라도 후대에 작성되었을 가능성이 더 크다고 볼 수 있다. 또한 요가 수트라는 요가 수행과 철학을 다루는 '마하바라타'의 여러 구절보다도 후대의 저작으로 보는 것이 타당할 것이라고 조심스럽게 생각한다.

요가 수트라의 위상

힌두교 철학에서는 여섯 가지 다르샤나darśana(철학 체계)를 정통 사상으로 인정한다. 이 여섯 가지는 베단타VedĀnta(지식의 완성), 미망사MīmĀṁsĀ(경전 해석), 바이셰시카Vaiśeṣika(우주를 개별적이고 독립적인 실체(원자)들로 설명하는 철학 체계), 냐야NyĀya(논리학), 상캬SĀṁkhya(숫자 또는 분석), 요가Yoga(수행)이고, 베다의 계시(베다Veda－힌두교에서 가장 오래된 성전이자 신에 의해 전해진 영원한 지혜－가 절대적 진리로 여겨지는 개념)를 권위로 받아들인다는 이유로 정통(아스티카Āstika) 사상으로 간주된다. 베다의 권위를 인정하지 않는 사상들은 나스티카nĀstika(비정통)로 분류되며, 힌두교 경전에서 부정적으로 언급되기도 한다.

이 중에는 불교, 자이나교Jains(인도에서 기원한 고대 종교로, 비폭력, 금욕, 업, 해탈을 핵심 교리로 삼는다), 아지비카교Aijivikas(기원전 5세기경 인도에서 등장한 고대 철학 및 종교로, 철저한 운명론과 숙명론을 주장한 학파)뿐만 아니라, 차르바카CĀrvĀkas나 로카야타LokĀyatas와 같은 무신론적 철학이 있다. 반면 아스티카 철학 체계는 각기 고유한 경전을 가지며, 이를 통해 그 학파의 근본 원리를 정립한다. 대부분의 경전은 짧고 간결한 경구(수트라sūtra) 형식으로 작성되어 있어, 온전히 이해하려면 해설이나 주석이 필요하다. 다만, 상캬 철학Śaṅkara(인도의 여섯 정통 철학 체계 중 하나로, 이원론Dualism을 기반으로 우주의 구성 원리를 분석한 철학)의 대표적 경전인 《상캬 카리카SĀṁkhya KĀrikĀ》는 이러한 형식에서 예외적인 경우로 꼽힌다.

요가의 철학 체계에서 파탄잘리의 요가 수트라는 요가의 본질을 정의하는 가장 중요한 저작으로 자리 잡고 있다. 이러한 이유로 오랫동안 높은 평가를 받으며, 오늘날 요가의 핵심 경전으로서 권위를 인정받고 있다. 수 세기 동안 요가 수트라 의미를 해석하고 확장하기 위해 여러 편의 주석서가 집필되었다. 그중 가장 이른 시기의 주석서는 브야사VyĀSa가 작성한 것이다. 그는 전설적인 《마하바라타MahĀbhĀrata(쿠루 왕조의 왕위 쟁탈전을 중심으로 철학, 종교, 도덕적 가르침을 담은 세계에서 가장 긴 서사시 중 하나)》의 저자이자 《베다Veda(찬가·의식·철학을 담은 네 개의 경전)》의 편찬자로 여겨지기도 한다. 그러나 이는 가능성이 낮으며, 그의 활동 시기는 대략 5세기에서 8세기 사이로 추정된다. 요가 수트라에 대한 중요한 주석가로는 10세기의 위대한 베단타(브라흐만Brahman, 절대적 실재)와 아트만Ātman(개별 자아)의 관계를 탐구하며, 해탈(을 궁극적 목표로 하는 철학) 학자 바차스파티 미스라VĀcaspati Miśra, 11세기 중부 인도의 말와Malwa 왕국의 철학자 왕 보자Bhoja, 그리고 16세기에 샹카라의 아드바이타 베단타 철학에 도전했던 비즈냐나비크슈VijñĀnabhikṣu 등이 있다.

주석 전통을 자세히 살펴보려면 상당한 연구가 필요하겠지만, 이렇게 다양한 저작들이 존재한다는 사실만으로도 요가 수트라가 얼마나 높은 평가를 받아왔는지를 다시 한번 보여준다. 현대에 들어서도 그 위상은 여전할 뿐만 아니라 오히려 확장되었으며, 오늘날의 가르침에서도 요가 수트라가 중요하게 강조되고 있다. 또한 새로운 번역본이 놀라울 정도로 꾸준하게 출간되고 있다. 1990년대에는 바버라 스톨러 밀러Barbara Stoler Miller가 새로운 번역과 주석을 내놓았으며,

2001년에는 T.S. 루크마니T.S. Rukmani가 브야사의 주석을 포함한 귀중한 판본을 출간하였다. 2008년에는 펭귄 클래식Penguin Classics 출판사에서 샴 랑가나탄Shyam Ranganathan이 요가 수트라의 핵심이 도덕 철학에 있음을 강조한 새로운 번역본을 선보였다.

요가 수트라의 주요 영어 번역본

요가 수트라의 가르침을 제대로 이해하려는 사람들이 직면하는 가장 큰 문제 중 하나는 번역마다 차이가 크다는 것이다. 번역마다 해석이 달라지다 보니, 과연 파탄잘리가 실제로 무엇을 말했고 무엇을 말하지 않았는지를 정확히 파악하는 것이 어렵다. 어떤 작품이든 번역마다 차이가 생기는 것은 당연하다. 번역자마다 각기 다른 의미를 포착하거나, 때로는 선입견이 반영되기도 하기 때문이다. 이는 요가 수트라의 일부 영어판에서도 분명하게 드러난다. 예를 들어, 펭귄 클래식 판에서 샴 랑가나탄은 다소 이례적인 해석을 고수하고 있다.

그러나 파탄잘리의 저술은 전문적인 용어와 극도로 간결한 수트라 형식을 띠고 있어 특히 이해하기 어렵다. 이와 같은 저작들이 수트라, 즉 경문 형식으로 쓰인 이유는 의미를 최소한의 단어로 전달하고, 전체 내용을 쉽게 암기할 수 있도록 하기 위함인 듯하다. 요가 수트라에서도 동사가 거의 사용되지 않기에, 독자 스스로 문맥을 통해 암시된 의미를 채워 넣어야 한다. 이는 당시에는 명확하게 받아들여졌지만, 현대의 독자들에게는 의미가 분명하지 않아 일부 구절의 가르침이 모호하게 느껴질 수 있다.

이 책에 포함된 번역은 원문을 바탕으로 한 것이지만, 여러 해석 중 하나일 뿐이며 유일한 정답이라고 볼 수는 없다. 가능한 한 원문의 의미를 왜곡하지 않고 유지하려고 노력했으며, 본래의 의도를 그대로 전달하기 위해 언어를 풀어 설명하기도 했다. 산스크리트 원문처럼 단어를 생략하면, 번역할 때 의미가 제대로 전달되지 않을 수 있다. 또한 상당 부분의 전문 용어를 번역하지 않은 채 그대로 두는 경향이 있다. 이유는 정확한 표현을 찾지 못한 경우가 많기 때문이며, 동시에 원문이 특정 단어나 개념을 제시한 뒤 이를 직접 설명하는 방식으로 구성되어 있기 때문이다. 이럴 때는 완벽하게 전달하기 어려운 표현을 굳이 번역하는 것이 의미가 없다고 판단했다.

요가 수트라의 구조와 내용

이 책은 총 네 개의 장으로 구성되어 있고, 각 제목은 사마디 파다SamĀdhi-pĀda, 사다나 파다SĀdhana-pĀda, 비부티 파다Vibhūti-pĀda, 카이발야 파다Kaivalya-pĀda이다. 각 장의 제목은 대부분 그 내용과 일치한다. 첫 세 장은 각각 51개, 55개, 56개의 경문으로 이루어져 있으며, 분량이 거의 비슷하다. 마지막 장인 카이발야 파다는 상대적으로 짧아 34개의 경문으로 구성되어 있다. 총 경문 196개를 다룬다.

제목만 보면 실용적인 요가 수행 지침서처럼 보이지만, 실제로는 철학적인 논의를 중심으로 한 경전이다. 실제로 수행자yogin(요긴)가 목표를 달성하는 데 필요한 구체적인 실천 방법에 대한 지침은 거의 제시되지 않는다. 오히려 요가의 철학을 체계적으로 서술한 경전으로 이해하는 것이 적절하다. 요가가 왜 필요한지, 요가를 통해 무엇을 성취할 수 있는지, 어떻게 효과적으로 작용하는지, 그리고 수행해야 할 요가의 본질은 무엇인지 설명하고 있다. 수행의 개요를 제시하는 것과 이를 단계별로 설명하는 것에는 분명한 차이가 있다. 파탄잘리는 수행의 방향을 명확히 설정하지만, 구체적인 실천 방법은 스승들에게 맡긴다. 이로 인해 다양한 지도자들이 요가 수트라의 내용과 직접적인 연관이 없더라도 파탄잘리를 기본적인 수행을 위한 근거로 삼을 수 있었다.

대체로 파탄잘리는 상키야 철학의 세계관을 근본적으로 수용한 것으로 보인다. 본질적으로 참된 자아(푸루샤purusha)는 물질 세계에 얽매여 있으며, 그로 인해 고통과 불행을 겪는다. 이러한 속박의 근원은 무지無知로 참된 자아를 가려 그 본래의 본성을 인식하지 못하게 만든다. 그 결과 자아는 외부 세계에서 끊임없이 형성되는 마음의 움직임과 동일시되고, 이를 통해 수많은 경험과 인상impression(경험이나 행동이 의식 속에 남기는 흔적을 뜻한다. 이는 이후의 생각과 행동을 형성하며, 윤회를 지속시키는 중요한 요소로 여겨진다)을 축적한다. 이러한 인상들은 자아에 깊이 각인되어, 삶에서 삶으로 이어지는 윤회 안에서 지속적으로 영향을 미친다. 이에 따라 파탄잘리는 외부적인 정신 활동을 멈추고 내면을 향한 깊은 집중을 통해 이러한 인상이 더는 자아와 결합하지 않도록 해야 한다고 강조한다. 무지의 장막이 걷히고 참된 자아의 본성이 드러날 수 있기 때문이다.

요가의 철학, 즉 그 존재 이유는 '사마디 파다(요가 수트라의 1장으로, 요가의 철학적 기초와 궁극적인 목표를 다룬다)'의 서두에서 제시된다. 또한 수행의 구체적 방법을 설명하는데, 이때 요가의 여덟 단계(아슈탕가aṣṭa aṅga) 개념이 등장한다. 2장에서는 이 중 첫 다섯 단계를 설명할 것이다. 앞의 다섯 단계는 수행의 기초이자 최종 경지에 이르기 위한 준비 과정으로 간주된다. 반면 마지막 세 단계는 수행이 완성되는 핵심 요소로, 이를 통틀어 '삼야마Samyama'라 한다. 3장 비부티 파다의 첫 부분에서는 삼야마에 대한 논의가 중심을 이루며, 이는 곧 아슈탕가 요가를 통해 도달할 수 있는 경지와 그 성취에 대한 탐구로 이어진다.

수행을 통해 얻게 되는 결과는 두 가지로 나뉜다. 첫째, 신비롭고 초자연적인 능력이 나타나 수행자는 자연의 법칙을 초월하여 공중을 날거나 타인의 마음을 읽을 수 있게 된다. 그러나 이러한 능력을 넘어, 요가는 궁극적으로 높은 차원의 영적 목표에 도달하는 길을 제시한다. 이는 상키야 철학과 마찬가지로 '카이발야kaivalya'로 정의되며, 문자 그대로 해석하면 '순수한 자아Ātman가 물질적 속박에서 완전히 분리된 상태'를 의미한다. 여기에서 물질세계는 '프라크리티prakriti' 혹은 '프라다나pradhĀna'라는 용어로 표현된다. 요가 수행의 궁극적인 목표는 해탈moksha, 즉 윤회의 굴레에서 벗어나는 것이며, 요가 수트라의 네 번째이자 마지막 장에서 이 개념이 중심 주제로 다뤄진다. 이를 통해 우리는 초기 요가가 본질적으로 무엇이었는지를 이해할 수 있다. 요가는 수행자가 깨달음에 도달하여 물질적인 속박에서 벗어나 자아의 해방을 이루기 위한 실천적인 방법이다.

요가 수트라의 역사적 배경

앞서 요가 수트라의 연대를 논의하며, 이 경전이 '마하바라타'의 요가 논설과 '바가바드 기타'보다 후대에 작성되었을 가능성이 높고, 이들 선행 텍스트를 참고했을 수도 있다는 견해가 제시되었다. 실제로 이러한 영향이 있었는지는 확실하지 않지만, 요가 수트라에서 제시하는 요가 수행 방식은 이 두 경전에서 설명하는 요가와 큰 차이가 없다. 이러한 수행 방식은 흔히 '고전 요가Classical Yoga'라고 불리며, 현대에 더 널리 알려진 '탄트라 요가Tantric Yoga'(만트라·의식·신성한 에너지를 활용한 수행)나 '하타 요가Haṭha Yoga'(신체 자세와 호흡 조절을 중점으로 한 요가)와 구별되는 개념으로 사용된다. 또한 요가 수트라가 편찬된 시기는 불교와 자이나교가 인도 사상에 많은 영향을 주고 있었다는 부분을 주목할 필요가 있다. 실제로 파탄잘리가 이러한 전통들과 공유하는 개념이나 용어를 찾아볼 수 있으며, 이는 당시 요가 사상의 다양한 흐름과 상호작용을 보여준다.

요가 수트라를 읽다 보면 인도 종교 사상과 깊이 연결되어 있다는 것을 알 수 있다. 윤회에서 벗어나 해탈에 이르는 것을 추구한다. 이러한 해탈의 추구는 상키야Samkhya와 베단타 철학 체계, 자이나교와 불교 전통, 그리고 대부분의 힌두교 신앙 형태에서도 공통적으로 나타나는 주요 개념이다. 따라서 파탄잘리의 가르침과 함께 그가 요가 수트라를 편찬한 근본적인 의도를 이해하는 데 필요한 개념이기도 하다. 붓다는 삶이 고통으로 이루어져 있고, 모든 존재가 끝없는 윤회를 거듭한다고 가르쳤다.

요가 철학 역시 행동과 생각이 의식에 흔적을 남기고, 이것이 결국 새로운 삶으로 이어지면서 윤회를 지속시킨다고 설명한다. 즉 인간의 경험과 존재는 이러한 과정에서 끊임없이 이어진다. 파탄잘리는 단순히 윤회의 개념을 설명하는 데 그치지 않고, 그 흐름에서 벗어나는 방법을 제시한다(윤회란 삶과 죽음이 끊임없이 반복되는 과정이며, 우리의 행동과 마음이 그 흐름을 지속시키는 원인이 된다). 하지만 마음의 움직임을 멈춘다면 새로운 인상이 남지 않게 되고, 결국 윤회의 흐름도 멈출 수 있다. 요가는 이러한 마음의 작용을 가라앉히고, 윤회의 굴레에서 벗어나는 길을 안내한다.

이러한 개념을 염두에 두고, 이제 네 개의 파다(장pĀda)를 차례로 살펴보며 삶의 본질, 윤회의 멈춤 과정, 그리고 궁극적으로 요가를 통해 추구해야 할 목표를 깊이 이해해 보자.

요가 수트라 경문의 전개

사마디 파다THE SaMĀDHI-PĀDA

첫 번째 장으로, 요가의 본질과 궁극적 목표인 사마디

깊은 명상의 경지에 대해 다룬다

1 요가의 가르침을 전한다.

2 요가는 마음의 작용을 멈추는 것이다.

3 마음의 작용이 멈추었을 때, 진정한 자아(관찰하는 존재)는 본래의 모습 그대로 존재하게 된다.

4 그렇지 않으면 우리는 변하는 감정과 생각 속에서 자기 자신을 잃어버리게 된다.

5 마음의 움직임은 다섯 가지로 나뉘며, 괴로움을 일으키기도 하고 해방으로 이끌기도 한다.

6 이 다섯 가지는 올바른 판단, 잘못된 판단, 근거 없는 상상, 수면, 그리고 기억이다.

7 올바른 판단은 직접 경험한 것, 논리적 추론, 경전의 지혜에서 비롯된다.

8 잘못된 판단이란 대상을 잘못 인식하여 생기는 오해를 의미한다.

9 불확실성은 말로 얻은 지식에만 의존하며 이를 뒷받침할 실제 경험이나 인식할 대상이 없을 때 나타난다.

10 수면이란 마음의 움직임이 어떤 대상에도 집중하지 않는 상태를 의미한다.

11 기억이란 한 번 경험한 대상이 마음속에 저장되어 유지되는 상태를 의미한다.

12 쉼 없이 움직이는 마음을 제어하는 방법은 꾸준한 수행과 집착에서 벗어남, 즉 해탈이다.

13 꾸준한 수행은 마음의 평정을 위해 실천해야 할 노력이다.

14 이 노력이 올바르게 행해지고 오랜 시간 끊임없이 지속될 때, 비로소 깊이 뿌리내린다.

15 집착에서 벗어남이란, 대상에 대한 인식이나 배움을 통해 생겨나는 갈망을 떨쳐내는 자제력이다.

16 높은 수준의 해탈은, 참된 자아(푸루샤purusha)를 깨달음으로써 물질적인 욕망이 스스로 사라지는 상태다.

17 이 깨달음은 깊은 성찰과 기쁨, 존재의 본질을 마주하는 순간에 이루어진다.

18 또 다른 깨달음의 길은 의식을 가라앉히고, 마음속 깊이 새겨진 무의식적인 인상만 남기는 것이다.

19 육신을 떠나 본래의 자연(프라크리티prakriti)으로 돌아간 존재들은 오직 순수한 존재 그 자체에만 의식을 둔다.

20 그 밖의 이들은 신념과 불굴의 노력, 기억의 힘, 사마디(완전한 몰입과 집중 상태), 그리고 깨달음으로 경지에 이른다.

21 이 경지는 열정적으로 끊임없이 수행하는 이들 가까이 있다.

22 수행을 느슨하게 하느냐, 보통으로 하느냐, 치열하게 하느냐에 따라 그 성취의 수준이 달라진다.

23 혹은 절대자(신, 궁극적 존재)에게 온전히 자신을 맡김으로써 그 경지에 이를 수도 있다.

24 신성한 존재인 이시바라Ishvara는 특별한 영혼(푸루샤)으로서, 고통도 없고, 행위나 업(카르마)의 결과, 과거의 인상에도 영향을 받지 않는 완전히 자유로운 존재이다.

25 이시바라는 모든 것을 아는 지혜를 통해 그 누구도 넘볼 수 없는 경지에 이른 존재다.

26 과거와 현재, 미래를 초월하여 존재하는 그는 고대 스승들에게도 가르침을 전한 스승이었다.

27 그의 소리는 프라나바(옴Om–힌두 철학에서 우주의 근본적인 소리이자 만물의 본질을 상징하는 신성한 음절)로 나타나며, 이는 그의 본질을 드러내는 신성한 음이다.

28 이 소리를 조용히 반복하여 읊조리면(자파japa) 그 소리가 가리키는

존재가 드러나게 된다.

29 그 순간 내면의 깊은 관조 상태에 이르게 되며, 수행을 방해하는 모든 장애가 사라진다.

30 마음을 산만하게 만드는 걸림돌에는 질병, 나태, 의심, 태만, 나약함, 탐닉, 잘못된 이해, 깨달음을 확고히 유지하지 못하는 것, 그리고 수행의 일관성 부족이 있다.

31 마음이 혼란스러울 때, 고통, 낙담, 신체의 떨림, 거친 들숨과 날숨이 따라온다.

32 이러한 장애를 극복하기 위해서는 하나의 대상에 집중하는 꾸준한 수행이 필요하다.

33 마음의 평온은 남의 행복을 시기하지 않고 따뜻한 호의를 보이며, 고통받는 이에게는 연민과 자비를 베풀고, 의로운 이의 선행을 기쁘게 여기며, 악한 이를 향한 분노와 집착에서 벗어날 때 비로소 찾아온다.

34 이러한 평온은 숨을 내쉬고 멈추는 호흡 조절을 통해서도 얻을 수 있다.

35 마음이 어떤 대상에 반응하여 흔들릴 때, 이를 다스려 고요한 상태로 유지함으로써 평온을 얻을 수 있다.

36 슬픔에서 벗어나 마음을 밝은 빛으로 채움으로써 평온을 얻을 수 있다.

37 어떠한 대상에도 집착하지 않는 상태에 이를 때 평온을 얻을 수 있다.

38 꿈속에서 얻은 깨달음이나 깊은 잠의 고요한 경험에 집중할 때 평온을 얻을 수 있다.

39 마음이 끌리는 어떤 대상에 명상을 집중함으로써 평온을 얻을 수 있다.

40 마음의 평온이 이루어지면, 가장 미세한 것부터 가장 거대한 것까지 모든 것을 통찰하고 다스릴 수 있는 경지에 이르게 된다.

41 마음의 움직임이 약해지면, 그것은 마치 맑은 보석처럼 투명해져 인식하는 주체, 인식의 과정, 그리고 인식되는 대상의 형태를 그대로 반영하게 된다. 이와 같이 마음의 완전한 몰입 상태를 '사마파띠SamĀpatti'라고 한다.

42 이 상태는 말과 그 의미에 대한 이해가 명확하지 않아 혼란이 섞일 때 의식적 분별이 개입된 '사마파띠' 상태라고 한다.

43 그러나 기억이 정화되면, 대상의 외형은 사라지고 본질이 드러나게 되는데, 이를 대상의 본질을 직관적으로 받아들이는 '사마파띠' 상태라고 한다.

44 이로써 비물질적subtle(개념적이거나 형이상학적인 대상(예: 순수한 의식, 궁극적 진리, 추상적 개념 등)) 대상을 향할 때, 분별적 사고를 동반한 경우와 동반하지 않은 경우로 사마파띠를 설명하였다.

45 사물의 외형이 사라지면, 내적인 본질이 드러난다.

46 사마파띠로 정의되는 이러한 수행들은 수행이라는 씨앗에서 비롯된 사마디Samadhi(궁극적인 깨달음과 자아실현의 경지)로 이어진다.

47 분석하거나 개념적으로 따지지 않는 사마파띠에서 완전한 경지에 이르면, 아트만(자아, 영혼)과 직접 연결된 평온함을 얻게 된다.

48 이렇게 얻어진 깨달음은 절대 진리rta(리그베다Rig Veda에서 유래한 개념으로, 자연과 도덕의 조화를 이루는 우주의 법칙)로 가득 차 있다.

49 이 깨달음은 경전이나 추론을 통해 얻은 지식과는 다르며, 더욱 고차원의 목적을 향한다.

50 이 깨달음으로 인해 잠재적 인상(의식 속 흔적latent impression 인간의 마음에는 과거의 경험, 감정, 생각들이 흔적으로 남아 있고 무의식적으로 작용하며, 우리의 행동과 사고방식에 영향을 줌)이 형성되는데 기존에 남아 있던 다른 잠재적 인상들을 상쇄하는 역할을 한다.

51 마음의 마지막 움직임마저 멈추고 나면, 모든 움직임이 사라진다. 그리고 어떠한 흔적도 남기지 않는 완전한 깨달음(씨가 없는 '무종자' 사마디)에 이르게 된다.

사다나 파다

두 번째 장으로, 깨달음을 향한 실제적인 수행 방법을 다룬다

1 행동을 기반으로 한 크리야 요가Kriya-Yoga는 고행(종교적 수행), 베다 경전의 낭송, 그리고 신에 대한 예배로 이루어진다.

2 크리야 요가의 목표는 사마디(자아실현)의 경지에 도달하고, 모든 고통을 끝내는 것이다.

3 고통의 근원은 무지, 자아 집착, 갈망, 혐오, 그리고 삶에 대한 집착이다.

4 무지는 다른 모든 고통의 근원이다. 그것이 잠재된 상태이든, 약하게 나타나든, 때때로 드러나든, 지속해서 작용하든 상관없이 영향을 미친다.

5 무지란 일시적인 것을 영원한 것으로 여긴다. 불순한 것을 순수한 것으로 받아들이며, 고통을 즐거움으로 착각하고, 자아가 아닌 것을 자아라고 믿는 것이다.

6 자아 중심성이란 '의식(참된 나, '보는 자seer')'을 단순히 감각적 경험(보는 행위, 생각하는 행위)으로 착각하는 것이다.

7 욕망은 쾌락을 경험한 후에 생겨나는 결과이다.

8 혐오는 고통을 경험한 후에 생겨나는 결과이다.

9 지혜로운 이들에게도 삶에 대한 집착은 저절로 생겨나며, 깊이 자리 잡고 있다.

10 이러한 고통을 근원으로 되돌리면, 아직 표면화되지 않은 상태에서 극복할 수 있다.

11 고통이 활성화된 상태에서도, 명상을 통해 극복할 수 있다.

12 업보가 쌓이는 과정은 고통을 기반으로 이루어지며, 이는 현세의 삶과 보이지 않는 내세에서 드러난다.

13 이러한 근거(고통과 업의 축적)가 존재하는 한, 업보는 생의 형태와 수명, 그리고 겪게 될 운명으로 드러나게 된다.

14 이러한 업의 결과는 행위가 선했는지 악했는지에 따라 기쁨 또

는 고통의 형태로 나타난다.

15 변화로 인한 괴로움, 잠재된 인상에서 비롯된 고통, 세계의 속성 간 충돌로 인해 분별력 있는 이는 삶을 고통으로 인식한다.

16 그러나 앞으로 다가올 고통은 막을 수 있다.

17 이 고통을 막는 방법은 참된 자아가 감각적 세계와 접촉하지 않도록 하는 것이다.

18 우리가 인식하는 세계는 밝게 드러나 있거나, 활동적이거나, 정적인 상태를 가질 수 있다. 물질적 요소와 감각 기관으로 구성되며 즐거움을 위한 도구가 될 수도 있고, 윤회에서 벗어나는 길이 될 수도 있다.

19 구나gunas(물질적 속성)는 뚜렷한 특징을 지닐 수도 있고, 반대로 특징이 없는 상태일 수도 있다. 구체적으로 규정될 수도 있지만, 특정한 성질로 구별되지 않는 경우도 있다.

20 순수한 의식은 그냥 지켜볼 뿐이지만, 우리가 가진 개념이나 사고방식에 따라 세상을 다르게 인식한다.

21 우리가 보고 경험하는 이 세계는 결국 아트만atman(참된 자아)을 위한 것이다.

22 아트만의 목적이 이루어지면, 우리가 인식하는 세계는 더 이상 의미를 갖지 않는다. 그렇다고 완전히 사라지는 것은 아니며 여전히 다른 존재들에게는 그대로 남아 있다.

23 세상과 하나가 되는 경험을 통해 참된 자아는 소유라는 개념의 본질을 깨닫게 된다.

24 이 진리를 모르는 무지가 참된 자아와 세상이 하나로 얽히는 원인이다.

25 무지가 사라지면 결합 상태도 끝난다. 참된 자아에게 이것은 '카이발야Kaivalya', 즉 세상으로부터 완전한 해방이다.

26 이 해방에 이르는 방법은 끊임없이 분별 지혜(참된 자아와 세상의 차이를 아는 지혜)를 실천하는 것이다.

27 그 분별 지혜를 통해 얻는 깨달음은 일곱 가지 단계로 나타나며, 최종적으로 궁극적인 경지에 도달한다.

28 요가의 수행을 통해 내면의 불순물이 점차 사라지면, 참된 지혜의 빛이 드러나고, 이를 통해 분별 지혜가 생겨난다.

29 요가에는 여덟 가지 수행 단계 - 윤리적 절제restraints, 실천적 계율observances, 좌법sitting postures, 호흡 조절breath control, 감각의 제어withdrawal of the senses, 정신 집중concentration of the mind, 명상meditation, 그리고 완전한 몰입complete absorption – 가 있다.

30 윤리적 절제에는 다섯 가지 원칙 - 비폭력non-harming, 진실성truthfulness, 도둑질하지 않음never stealing, 금욕celibacy, 그리고 무소유not seeking ownership – 이 있다.

31 개인의 신분, 출생, 장소, 시대, 문화와 관계없이 누구나 반드시 지켜야 하는 보편적인 서약이다.

32 실천적 계율에는 다섯 가지 원칙 - 청정purity, 만족contentment, 고행austerity, 베다 낭송recitation of the Veda, 그리고 신에 대한 예배worship of the Lord – 이 있다.

33 실천적 계율에 어긋나는 생각이 떠오르면, 그와 반대되는 올바른 생각으로 대체해야 한다.

34 올바른 태도란 타인을 해치는 것처럼 그릇된 행위가 끝없는 고통과 무지를 초래한다는 사실을 깨닫는 것이다. 이는 모든 경우에 적용되며, 직접 저질렀든, 다른 사람을 시켰든, 단순히 동조했든 차이가 없다. 또한 탐욕greed, 분노anger, 망상delusion에서 비롯된 것이든, 가벼운 수준이든, 중간 정도든, 강한 수준이든 마찬가지다.

35 비폭력의 원칙이 확고해지면, 자연스럽게 모든 적대감이 사라진다.

36 진실성의 원칙이 확고해지면, 말과 행동이 현실에 반영되어 그 결과가 확실해진다.

37 도둑질하지 않는 원칙이 확고해지면, 온갖 보석과 귀한 것들이 그 실천하는 자에게 찾아온다.

38 금욕의 원칙이 확고해지면, 강한 생명력과 에너지를 얻는다.

39 무소유의 원칙이 확고해지면, 전생의 기억이 떠오른다(요가 철학에서는 전생의 기억이 떠오르는 것이 단순한 회상이 아니라, 자신의 존재와 업의 흐름을 깨닫는 과정으로 여겨진다).

40 청정(내적·외적 순수함)을 실천하면 자신의 육체에 대한 집착이 줄어들고, 타인과의 신체적 접촉을 피하게 된다.

41 청정의 원칙을 실천하면 존재가 정화되고, 성품이 온화해지며, 한 가지 대상에 집중하는 능력이 향상된다. 또한 감각을 완전히

통제할 수 있게 되며, 참된 자아(아트만atman)를 인식하는 지혜가 생긴다.

42 현재 가진 것에 만족하는 태도를 기르면, 그 어떤 것과도 비교할 수 없는 깊은 행복을 얻게 된다.

43 고행을 실천하면 마음과 몸을 흐리게 하는 집착과 부정적인 요소들이 점차 사라지고, 그 결과 신체와 감각이 정화되어 더 높은 능력을 갖추게 된다.

44 베다를 낭송하면 내가 선택한 신을 향한 집중력이 깊어지고, 직접 연결되는 경험을 하게 된다.

45 신을 숭배하면, 완전한 몰입 상태(사마디Samadhi)에 도달할 수 있다.

46 좌법은 안정적이고 편안해야 한다.

47 이는 지나친 힘을 빼고, 무한한 존재와의 일체감을 느낄 때 이루어진다.

48 그때부터 존재의 상반된 상태(이원성, 즉 상반되는 두 가지 개념이나 상태. 예: 즐거움과 고통, 생명과 죽음 등)로 인한 고통이 사라진다.

49 이 상태에 이르면, 들숨과 날숨의 움직임을 제어할 수 있게 된다. 이것이 바로 프라나야마pranayama(호흡 조절)이다.

50 호흡의 움직임은 외적, 내적, 그리고 고요하게 유지되는 상태로 나뉜다. 이는 장소, 시간, 횟수에 맞춰 조절할 수 있으며, 깊고 강렬하거나 얕고 부드럽게 이루어진다.

51 네 번째 종류의 프라나야마는 외적 호흡과 내적 호흡의 움직임을 넘어서, 호흡을 멈추고 고요한 상태로 진입하는 단계이다.

52 이렇게 하면 깨달음을 가리는 장막이 점차 사라진다.

53 마음은 다양한 형태의 다라나dharana(집중)에 적합하게 준비된다.

54 프라티야하라Pratyahara(요가에서 중요한 개념으로, 감각의 철회 또는 감각의 제어를 의미하며 요가의 여덟 가지 단계 중 다섯 번째로, 외부의 자극을 끊고 내면의 평온과 집중을 이루기 위한 중요한 단계)는 감각이 인식하는 대상을 벗어나 그 본질을 마음과 같게 만드는 상태이다.

55 이러한 방식으로 감각을 완전히 다스릴 수 있게 된다.

비푸티 파다

세 번째 장으로, 요가 수행을 통해 얻을 수 있는 신비로운 능력과 그것을 어떻게 올바르게 활용할지에 대한 가르침을 다룬다

1 다라나Dharana는 마음을 하나의 대상이나 지점에 집중하는 상태이다.

2 디야나Dhyana는 마음의 집중이 그 하나의 대상에 계속해서 유지되는 상태이다.

3 사마디Samadhi는 대상이 의식을 완전히 채우고, 그 대상이 외부의 형태를 벗어나 순수한 존재로만 인식되는 상태이다.

4 이 세 가지(다라나, 디야나, 사마디)가 하나의 대상에 집중될 때, 이를 '삼야마Samyama(대상에 대한 깊은 이해와 통찰을 얻는 과정으로, 내면의 지혜와 깨달음을 얻는 단계)'라고 한다.

5 삼야마를 통해 얻는 집중과 명상은 세상과 자신을 깊이 이해할 수 있게 한다.

6 이 과정은 점진적인 단계들을 거쳐 숙련된다.

7 이 세 가지는 요가의 본질을 이루며, 다른 수행 단계들을 초월한다.

8 그러나 그것들 또한 '무종자[無種子] 요가' 즉 어떤 원인이나 결과에도 의존하지 않는 궁극적인 요가의 영역 밖에 있다.

9 마음의 움직임을 제한하면 기존의 잠재되어 있던 인상들이 힘을 잃고, 대신 절제와 평온의 잠재된 인상들이 자리 잡게 된다. 이러한 마음의 상태는 움직임이 억제되는 바로 그 순간에 나타난다.

10 이 새로운 형태의 잠재된 인상이 마음에 자리 잡으면, 그로부터 깊은 평온함이 흘러나온다.

11 마음이 세상의 온갖 대상에서 물러나 오직 하나에 온전히 집중할 때, 의식은 사마디(요가와 명상에서 말하는 최상의 집중 상태로, 마음이 완전히 고요해지고 대상과 하나 되는 경지)로 향하는 변화를 맞이한다.

12 마음이 한곳에 온전히 집중되는 변화는, 어떤 생각으로 고요할 때든 새롭게 떠오를 때든 흔들림 없이 같은 형태를 유지할 때 일어난다.

13 이처럼 근본적인 본성이 어떻게 변화하는지, 그것의 특징은 무엇인지, 그리고 물질적 요소와 감각이 어떤 상태에 있는지를 설명하였다.

14 어떤 것이 근본적인 본성을 가진다고 할 수 있으려면, 그것이 조용히 머물러 있을 때나 새롭게 생겨날 때, 혹은 겉으로 보이는 특징이 전혀 없을 때도 변함없이 존재해야 한다.

15 변화가 진행되는 방식이 다르면, 그로 인해 이루어지는 변화의 본질도 달라진다.

16 세 가지 변화에 대해 삼야마를 수행하면 과거와 미래에 대한 지혜를 얻을 수 있다.

17 단어와 그 의미, 그리고 그것이 나타내는 개념이 서로 겹치면서 혼동이 발생하지만, 이들 사이의 차이에 대해 삼야마를 적용하면 모든 존재의 언어를 이해하는 지혜를 얻을 수 있다.

18 마음속에 잠재된 인상을 직접 통찰하면 자신의 과거 생에 대한 지혜를 얻을 수 있다.

19 분명히 드러난 개념을 꿰뚫어 볼 때, 타인의 마음을 읽는 지혜가 생긴다.

20 그러나 이 지혜는 타인이 떠올리는 대상의 본질까지는 미치지 않는다. 그것은 수행사의 인식 안에 있지 않기 때문이다.

21 몸의 형상에 삼야마를 수행하면 자기 자신에 대한 감각이 희미해지고, 시선의 빛과 접촉하지 않으면 타인의 인식에서 사라지는 능력을 얻게 된다.

22 카르마(모든 행위가 원인이 되어 결국 그에 상응하는 결과를 가져오는 인과법칙)는 때로 그 결과를 드러내고, 때로 아직 머물러 있기도 하다. 이 두 가지에 삼야마를 수행하면 삶과 죽음의 흐름을 이해하고 때

로는 죽음의 시기조차 예견할 수 있다.

23 선의와 같은 덕목에 깊이 집중하면, 그에 걸맞은 힘이 깃든다.

24 코끼리나 다른 동물의 힘에 삼야마를 발휘하여 집중하면, 그 힘이 내 것이 된다.

25 삼야마의 빛을 통해 보이지 않는 것, 감춰진 것, 그리고 먼 곳의 진리를 깨닫게 된다.

26 태양에 대한 삼야마를 통해, 다른 세계(우주와 존재의 본질에 대한 통찰)에 대한 지혜를 얻을 수 있다.

27 달에 대한 삼야마를 통해, 별들의 위치와 움직임을 이해할 수 있다.

28 북극성(드루바Dhruva)에 대한 삼야마를 수행하면 별들의 움직임에 대한 지식을 얻을 수 있다.

29 단전에 삼야마를 수행하면 신체의 작용 원리를 알 수 있다.

30 목의 오목한 부분(인후)을 대상으로 삼야마를 수행하면, 허기와 갈증에 더 이상 영향을 받지 않게 된다.

31 목 아래쪽 또는 가슴 부근에 삼야마를 수행하면, 내면의 평정과 확고한 집중력을 얻게 된다.

32 머릿속 빛을 대상으로 삼야마를 수행하면, 신적 존재나 초월적 존재를 볼 수 있는 능력이 생긴다.

33 그 외에 직관적 지식이 깨어나면 모든 것을 얻을 수 있다.

34 심장을 대상으로 삼야마를 수행하면, 사고 과정과 마음의 본질을 깊이 이해하게 된다.

35 세속적인 즐거움은 사트바Sattva(마음-생각, 감정, 지각의 가장 순수한 상태)와 푸루샤purusha(변하지 않는 순수한 의식, 진정한 자아)를 혼동하는 데에서 비롯되지만, 사실 이 둘은 완전히 다른 것이다. 삼야마를 통해 자신의 참된 정체성을 깊이 탐구하면, 푸루샤에 대한 깨달음을 얻을 수 있다.

36 이 상태에 도달하면 직관적 지식이 깨어나며 청각, 촉각, 시각, 미각, 후각이 더욱 강화된다.

37 삼야마를 통해 초감각적인 능력이 생겨나지만, 궁극적인 목표인 사마디로 나아가기 위해서는 이에 집착하지 않아야 한다.

38 속박을 풀고 마음의 흐름을 꿰뚫어 보면, 다른 사람의 몸을 점유할 수 있는 경지에 이를 수 있다.

39 우다나udĀna(요가와 아유르베다에서 말하는 다섯 가지 프라나 바유Prana Vayu (생명 에너지의 흐름) 중 하나로, 위쪽(상승)으로 흐르는 기운) 기氣를 조절하면, 몸을 위로 상승시킬 수 있으며 물, 진흙, 가시 같은 장애물의 영향을 받지 않게 된다.

40 사마나 기를 조절하면 신체가 스스로 빛을 낼 수 있다.

41 소리와 공간의 관계에 대한 삼야마를 수행하면, 초월적인 청각 능력을 얻게 된다.

42 몸과 공간의 관계를 통찰하고 솜처럼 가벼운 상태로 몰입하면, 하늘을 떠다닐 수 있는 능력을 얻게 된다.

43 마음이 외부 자극에서 완전히 자유로워지면, 몸을 초월한 마하비데하mahĀ-videha의 경지에 이를 수 있다. 그러면 내면의 빛을 가

로막는 장막이 점차 걷히게 된다.

44 삼야마를 통해 물질의 거친 형태부터 미세한 본질까지 완전히 이해하면, 자연을 다루는 힘을 얻을 수 있다.

45 이 단계에 이르면 신체를 미세하게 만드는 능력과 같은 초능력이 나타나며, 몸은 완전한 상태에 도달하여 본래의 한계를 초월하게 된다.

46 신체의 완전한 상태란 아름다움, 우아함, 강인함, 그리고 다이아몬드처럼 단단한 특성을 갖춘 모습이다.

47 사물에 대한 지각, 본질, 자아의식, 다른 기능들과의 관계, 그리고 목적에 삼야마를 집중하면 감각을 완전히 통제할 수 있다.

48 감각을 완전히 통제하면 마음이 빠르게 반응하고, 존재는 외부에 의존하지 않게 되며 물질을 다스리는 힘을 갖게 된다.

49 물질과 푸루샤의 차이를 완전히 깨닫게 되면, 존재하는 모든 것을 다스리는 힘과 모든 것에 대한 지혜를 얻게 된다.

50 그리고 그러한 초자연적인 능력을 포기한 결과 오염의 씨앗이 점차 사라지면, 마침내 물질로부터 완전히 분리된 해탈(카이발야)의 경지에 이르게 된다.

51 더 높은 존재들과의 교류가 이루어지더라도, 이에 집착하거나 즐거움을 느껴서는 안 된다. 그러한 경험은 수행자의 마음에 불필요한 집착을 불러일으켜 해탈의 길을 방해할 수 있기 때문이다.

52 시간의 개별 순간과 그 흐름에 깊이 집중하면(삼야마를 수행하면), 분별력을 통해 얻어지는 지혜가 생긴다.

53 그리하여 겉으로는 출생, 특징, 환경이 동일해 구별할 수 없는 두 존재라도, 그 내면적 차이를 정확히 인식하는 능력을 갖추게 된다.

54 분별을 통해 얻은 지혜는 세상을 초월하게 하며, 모든 대상과 시간을 아우른다. 또한 순차적인 논리에 얽매이지 않는다.

55 삿트바Sattva와 푸루샤purusha, 즉 물질과 정신이 완벽한 균형을 이루는 상태가 바로 카이발야이다.

카이발야 파다

네 번째 장으로, 수행의 최종 단계에서 어떻게

절대적 자유를 얻게 되는지 다룬다

1 고차원의 능력은 태생, 약초, 만트라, 고행, 그리고 삼야마에 도달함으로써 얻게 된다.

2 다른 태생으로의 전환은 내면에 쌓인 본성이 넘쳐 흐르면서 이루어진다.

3 그러나 다양한 본성을 직접 일으키는 외부적인 원인은 없다. 이는 마치 농부가 논두렁을 허물면 물이 자연스럽게 흐르는 것과 같은 이치다.

4 다양한 정신적 태도(혹은 의식의 차이)는 오로지 '나'라는 의식에서 만들어진다.

5 수많은 존재가 저마다 다른 행위를 하지만, 그 모든 것의 근본적인 원인은 오직 하나, '마음citta(치따)'이다.

6 그러나 명상(디야나dhyana)에 의해 형성된 마음 상태는 어떠한 인상(흔적)도 남기지 않는다.

7 요가 수행자가 행하는 행동은 선白도 악黑도 아니지만, 일반 사람들이 행하는 행동은 세 가지 유형으로 나뉜다.

8 사람이 하는 모든 행위는 마음속에 인상(기억, 습관, 성향)을 남기고, 이 인상은 시간이 지나면 결국 그에 맞는 결과를 낳는다.

9 출생, 장소, 시간의 차이가 있더라도, 이러한 인상은 기억과 같은 형태로 남아 계속해서 연결된다.

10 욕망은 끊임없이 이어지기 때문에, 욕망이 만들어낸 잠재된 인상은 무한한 흐름 속에서 계속 이어지는 것이다.

11 잠재된 인상은 어떤 원인과 결과, 환경, 그리고 그것을 유지하는 요소에 의해 존재한다. 만약 이 조건들이 사라진다면, 그 인상도 함께 사라지게 된다.

12 과거와 미래의 실재는 본질적인 성향의 차이로 인해 성립된다.

13 이들은 드러나거나 미세한 형태로 존재하며, 물질의 본질적 속성인 세 가지 균형 상태(구나guṇas)에 의해 형성된다.

14 어떤 대상이 다양한 변화를 겪더라도 동일한 정체성을 유지하기 때문에, 그것은 실재하는 것이다.

15 어떤 대상은 모든 상황에서 동일한 정체성을 지니지만, 사람마다 정신 상태가 다르면 그것을 받아들이는 방식도 달라진다.

16 대상은 한 사람의 의식만으로 형성될 수 없다. 만약 어떤 대상이 한 사람의 인식에 의해 존재한다면, 그가 그것을 보고 있지 않을 땐 그 대상이 존재하는가? 아니면 사라지는가?

17 대상이 마음에 미치는 영향에 따라 우리는 그것을 인식하기도 하고 알아차리지 못하기도 한다. 한 사람의 정신이 다른 사람의 인식에 종속된다면, 두 지성은 분리되지 못해 기억이 뒤섞이게 될 것이다.

18 마음의 모든 움직임은 언제나 참된 자아에게 드러나 있다. 참된 자아는 마음의 주인이며, 결코 변화에 물들지 않기 때문이다.

19 마음은 인식의 대상이 될 수 있으므로 스스로를 비추는 존재로 볼 수는 없다.

20 마음은 언제나 무언가를 인식하는 도구이다. 그 자신을 비추는 주체는 될 수 없다.

21 만약 하나의 마음이 다른 마음의 인식에 종속된다면, 두 지성은 서로 분리될 수 없으며 기억 또한 뒤섞이게 될 것이다.

22 마음이 온갖 생각과 감정에서 벗어나 고요해지면, 참된 자아가 드러나고 스스로를 온전히 이해할 수 있다.

23 마음이 이처럼 보는 자(주체)와 보이는 것(객체) 모두에 의해 물들게 되면, 모든 대상을 인식할 수 있는 상태가 된다.

24 마음은 경험과 기억의 영향을 받아 계속해서 변하지만, 푸루샤와 결합함으로써 비로소 본래의 역할을 수행하게 된다.

25 이 차이를 깨닫는 사람은 자신을 속박하는 것들을 끊고 해탈에

이른다.

26 그렇게 되면, 분별지分別智에 깊이 몰입함으로써 마음의 본체는 해탈로 나아간다.

27 깊은 깨달음의 상태가 흐트러지면, 잠재된 인상(이전에 남아 있던 기억과 습관들)이 작용하여 새로운 생각과 개념들이 다시 떠오른다.

28 이런 혼란스러운 생각들은 앞서 언급된 번뇌를 없애는 것과 같은 방식으로 사라질 수 있다고 한다.

29 진리를 깨닫고 높은 경지에 올랐지만, 여전히 아무것도 바라지 않는 자에게, 모든 번뇌와 업을 씻어내는 다르마의 구름(마치 구름이 비를 내려 땅을 적시듯 이 삼매 상태가 모든 집착과 번뇌를 씻어내는 역할을 한다는 의미)과 같은 사마디가 찾아온다.

30 그 결과, 모든 번뇌와 카르마의 영향이 사라지고 더 이상 작용하지 않게 된다.

31 모든 불순함이 걷힌 이에게는, 이미 깨달은 지혜가 무한하기에 더 알아야 할 것이 남아 있지 않다.

32 사람의 마음과 성향은 끊임없이 변화하지만, 완전한 깨달음에 이르면 더는 변할 필요가 없게 된다. 동요하지 않는 해탈 상태에 들어가 목적을 달성했기 때문이다.

33 마음의 동요는 순간순간 일어나지만, 모든 변화를 겪고 나서야 비로소 인식된다.

34 카이발야(해탈)란 내면의 영혼이 외부 세계의 속성(구나)으로부

터 완전히 자유로워지고, 본래의 순수한 상태로 돌아가는 것을 의미한다.

요가 수트라
주석과 해설

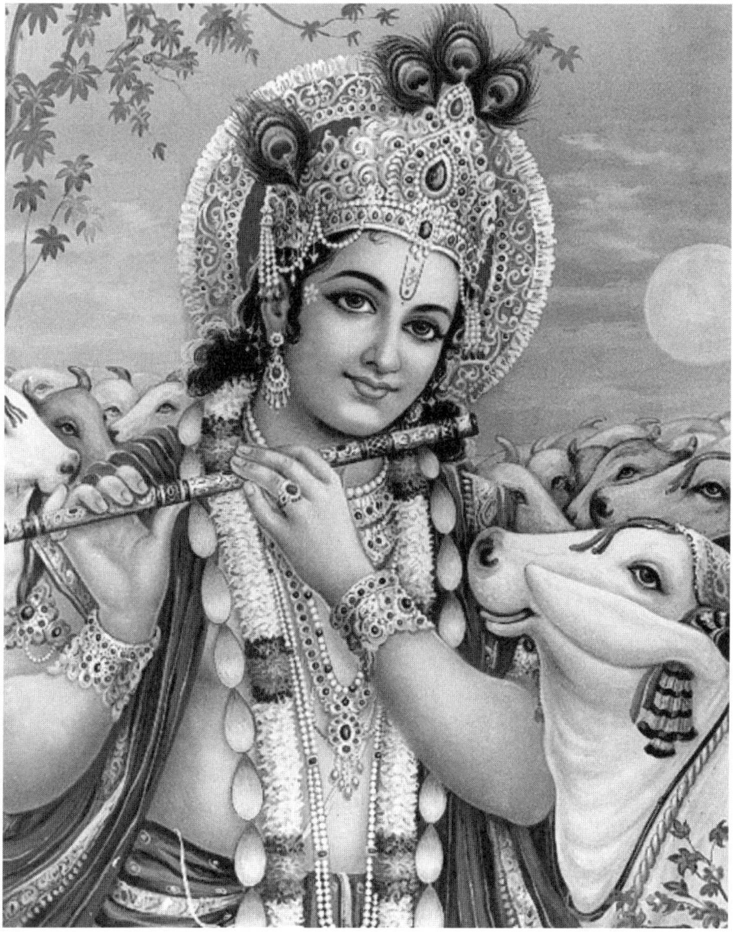

이슈바라는 특별한 영혼으로서, 고통, 행위, 축적된 카르마의 결실, 그리고 잠재된 인상의 영향을 받지 않는 존재이다.—I.24

THE

SaMĀDHI PĀDA

1장

사마디 파다

첫 장에서는 요가란 무엇이며, 요가의 궁극적인 목표가 무엇인지 설명한다. 파탄잘리는 요가 수트라의 개념을 먼저 간략하게 제시한 뒤, 수트라sutra(핵심적인 가르침을 짧고 간결한 문장으로 정리한 경전의 형식)를 통해 이를 점진적으로 확장하며 설명하는 방식을 취한다. 개별 수트라만 따로 놓고 보면 이해하기 어려운 경우가 많다. 이 글은 전체 구조가 정교하며 단계적으로 설계되어 있다. 따라서 구성 방식에 맞춰 읽어 나가는 것이 중요하다.

요가의 목적

1 atha yogĀnuśĀSanam,

요가의 가르침을 전한다.

2 yogaś citta-vṛtti-nirodhaḥ,

요가는 마음의 작용을 멈추는 것이다.

3 tadĀ draṣṭuḥ sva-rūpe 'vasthĀnam,

마음의 작용이 멈추었을 때, 진정한 자아는 본래의 모습 그대로 존재하게 된다.

4 vṛtti-sĀrūpyam itiratra,

그렇지 않으면 우리는 변하는 감정과 생각 속에서 자기 자신을 잃어버리게 된다.

이 첫 구절은 요가 수트라 전체를 이해하는 데 있어 결정적인 역할을 한다. 1절은 단순한 서문에 불과하지만, 2절에서는 책 전체의 기반이 되는 요가를 정의한다. 그것이 바로 'citta-vṛtti-nirodha(따-브릿띠-니로다)'이다. 여기서 '따citta(생각, 감정, 기억 등을 포함하는 정신 활동의 총체)'라는 단어의 사용은 다소 이례적인데, 이는 일반적인 상키야Samkhya(물질과 의식의 이원론을 기반으로 한 인도 철학 체계) 철학에서 인간 의식을 분석할 때 자주 등장하는 용어가 아니기 때문이다. 상키야 철학은 '마나스manas(마음)', '부디buddhi(지성)', '아함카라ahaṁkĀra(자아의식)'로 정신 작용이 구성된다고 본다. 따라서 파탄잘리가 반복적으로 사용하는 'citta'라는 용어가 여기서 어떤 의미로 쓰였는지 생각해 볼 필요가 있다.

바바라 스톨러 밀러Barbara Stoler Miller(산스크리트 문헌 번역과 인도 철학 연구에 기여한 미국의 저명한 인도학자)는 '따citta'를 '생각thoughts'으로 해석해야 한다고 보지만, 이는 마음의 작용으로만 여겨질 위험이 있다. 개인의 본질적인 요소로서의 측면을 충분히 반영하지 못할 수 있다. 따라서, 찟따는 사고 기능thinking faculty으로 이해하는 것이 더 적절할 것이다. 실제로 대부분의 번역가가 이를 '마음'이라고 표현하고 있는데, 가장 근접한 번역일 것이다. 한편, '브리띠vṛtti'는 '생각과 감정의 흐름'을 의미하므로, 'citta-vṛtti'는 사고 과정에서 일어나는 다양한 정신적 활동을 가리킨다. 한편, '니로다nirodha'는 '제한하다' 또는 '억제하다'는 뜻이므로, 'citta-vṛtti-nirodha'는 '마음이 익숙한 사고 패턴을 억제한다'를 의미한다. 따라서 파탄잘리가 설명하는 요가는 신체의 수행이 아닌 '정신을 다스리는 수행'임을 이해할 필요가 있다.

수트라 3은 요가 수행의 궁극적인 목적을 밝힌다. 그것은 곧 '드라슈트르draṣṭṛ'가 본래의 모습으로 머물도록 하는 것이다. 드라슈트르는 '관찰하는 자'를 의미하며, 물질을 초월한 상태에 존재하는 '푸루샤puruṣa' 또는 '아트만Ātman', 즉 진정한 자아를 가리킨다. 따라서 그것의 본래 자성自性, sva-rūpa은 삶의 제약에 얽매이지 않는 순수한 상태다. 요가는 바로 이 해방된 상태로 나아가도록 돕는 수행으로, 영혼이 육체라는 굴레에서 벗어나 본래의 자연스러운 모습으로 돌아갈 수 있게 돕는다.

수트라 4에서는 진정한 자아가 본래의 정체성을 잃고, 마음의 변동(브리띠vrtti)이 만들어낸 조건을 자신의 것처럼 받아들이는 잘못된 상태에 대해 설명한다. 결국 파탄잘리는 우리가 만들어낸 정체성은 참된 것이 아니라, 단지 마음이 만들어낸 반영일 뿐이라고 말한다. 마음의 변동을 다스리면 영혼에 거짓으로 덧씌워진 물질적 정체성이 사라지고, 영혼은 고통을 초월한 본래의 자연스러운 상태로 돌아간다. 이것이 요가의 본질이며, 요가가 추구하는 목적과 수행의 의미이다.

마음의 변동Citta-Vrtti에 대한 정의

5 vṛttayaḥ pañcatayyaḥ kliṣṭĀkliṣṭĀḥ.

마음의 움직임은 다섯 가지로 나뉘며, 괴로움을 일으키기도 하고 해방으로 이끌기도 한다.

6 pramĀṇa-viparyaya-vikalpa-nidrĀ-smṛtayaḥ.

이 다섯 가지는 올바른 판단, 잘못된 판단, 근거 없는 상상, 수면, 그리고 기억이다.

7 pratyakṣĀnumĀnĀgamĀḥ pramĀṇĀni.

올바른 판단은 직접 경험한 것, 논리적 추론, 경전의 지혜에서 비롯된다.

8 viparya5yo mithyĀ-jñanam atad-rūpa-pratiṣṭham.

잘못된 판단이란 대상을 잘못 인식하여 생기는 오해를 의미한다.

9 śabda-jñĀnĀnupĀtī vastu-śūnyo vikalpaḥ.

불확실성은 말로 얻은 지식에만 의존하며 이를 뒷받침할 실제 경험이나 인식할 대상이 없을 때 나타난다.

10 abhĀva-pratyayĀlambanĀ vṛttir nidrĀ.

수면이란 마음의 움직임이 어떤 대상에도 집중하지 않는 상태를 의미한다.

11 anubhūta-viṣayĀSaṂpramoṣaḥ smṛtiḥ.

기억이란 한 번 경험한 대상이 마음속에 저장되어 유지되는 상태를 의미한다.

이 수트라들은 수트라 2에서 소개했던 마음의 변동 개념을 확장하여 설명한다. 그렇다면, 사고 과정에서 나타나는 이러한 마음의 움직임은 무엇을 의미할까? 먼저 두 가지 범주로 나뉘며, 이후 다섯 가지 유형으로 세분될 수 있다. 마음의 변동은 '끌리쉬따klişṭa'와 '아끌리쉬따akliṣṭa' 두 가지 유형으로 나뉜다. '끌리쉬따'는 고통을 유발하거나 괴로움을 초래하는 변동을 의미하며, '아끌리쉬따'는 괴로움을 일으키지 않는 변동을 뜻한다. 수트라 6에서는 다섯 가지 '마음의 변동' 유형을 열거하지만, 그 가운데 둘, 셋, 혹은 넷만이 클리쉬따에 속하고 나머지가 아끌리쉬따인 것인지 아니면 다섯 가지 모두가 상황에 따라 괴로움을 초래하기도 하고 무해하기도 하는 것인지 명확하게 설명되지는 않는다. 다만, 후자의 가능성이 더 크다고 볼 수 있다.

다섯 가지 마음의 변동은 '프라마나pramĀṇa(올바른 판단)', '비파리야야viparyaya(잘못된 이해)', '비칼파vikalpa(확신하지 못하는 상태)', '니다라nidrĀ(수면)', 그리고 '스므리띠smṛti(기억 또는 회상)'로 나뉜다. 앞서 보았듯이, 요가는 이 다섯 가지 정신적인 활동을 멈추는 과정이다. 이어지는 수트라 7~11에서는 각 '마음의 변동'을 하나씩 설명한다.

'프라마나(올바른 판단)'는 직접 지각, 추론, 그리고 경전의 가르침을 통한 계시를 통해 얻어진다. 참된 지식을 얻는 방식에 대한 이 개념은 '상키야'와 '베단타' 철학 체계를 포함한 여러 '다르샤나darśana(철학적 관점)'에서도 공통적으로 다루어진다. '비파리야야'는 '프라마나'의 정반대 개념으로 직접 경험, 추론, 경전의 가르침이라는 확고한 지식의 근거를 기반으로 하지 않으며, 대신 '미탸-즈냐나mithyĀ-jñĀna(그릇된 지식)', 즉 사물을 잘못 인식한 오류에 의존한다. '비칼파Vikalpa'는 '프라마나'와 '비파리야야'를 구분하지 못하고 혼란 속에 머무르는 상태, 즉 근거 없는 상상이나 환상에 빠지는 상태를 뜻한다.

마지막 두 가지 브리띠는 수면과 기억이다. 만두키야 우파니샤드 (5)에서는 수면을 꿈꾸지 않고 깊이 잠든 상태로 가리키는 듯하다. 이 상태에서 마음은 어떤 구체적인 대상에도 집중하지 않는다. 그렇다고 완전히 정지된 것도 아니다. 따라서 이 상태 역시 마음의 작용에 해단된다. 한편 기억은 특정 대상과의 감각적인 경험이 사라지지 않고 유지되어 그 맛, 향, 모습, 촉감을 시간이 지난 후에도 다시 떠올릴 수 있게 한다. 이것이 바로 요가 수행을 통해 니로다 상태 - 마음의 움직임을 완전히 멈추고 고요함에 이르는 상태 - 로 이끌어야 하는 마음의 작용이다.

니로다의 의미

12 abhyĀSa-vairĀgyĀbhyĀṁ tan-nirodhaḥ.

쉼 없이 움직이는 마음을 제어하는 방법은 꾸준한 수행과 집착에서 벗어남, 즉 해탈이다.

13 tatra sthitau yatno 'bhyĀSaḥ.

꾸준한 수행은 마음의 평정을 위해 실천해야 할 노력이다.

14 Sa tu dīrgha-kĀla-nairantarya-SatkĀrĀsevito dṛḍha-bhūmiḥ.

이 노력이 올바르게 행해지고 오랜 시간 끊임없이 지속될 때, 비로소 깊이 뿌리내린다.

15 dṛṣṭĀnuśravika-viṣaya-vitṛṣṇasya vaśīkĀra-SaṁjñĀ vairĀgyam.

집착에서 벗어남이란, 대상에 대한 인식이나 배움을 통해 생겨나는 갈망을 떨쳐내는 자제력이다.

16 tat-paraṁ puruṣa-khyĀter guṇa-vaitṛṣṇyam.

높은 수준의 해탈은 참된 자아를 깨달음으로써 물질적인 욕망이 스스로 사라지는 상태다.

2장에서 요가의 정의에 사용된 또 다른 의미의 용어를 설명한다. 니로다는 앞서 논의된 치타-브리띠citta-vṛtti - 마음의 활동이나 흐름 - 를 억제하거나 정지하는 것을 의미한다. 우선, 이 상태에 도달하려면, 아브야사abhyĀSa(꾸준한 수행)와 바이라기야vairĀgya(집착을 내려놓음)가

필요하다. 크리슈나가 《바가바드 기타Bhagavad-gītĀ》(6.35)에서 요가는 사실상 불가능하다는 아르주나의 비판을 불식시킬 때도 요가는 어렵지만, 마음의 움직임을 멈추는 니로다는 분명히 끊임없는 수행과 세속적인 욕망을 버리는 태도를 통해 이루어질 수 있다고 가르친다. 수트라 13과 14에서는 아브야사를 더욱 구체적으로 정의하며, 15와 16에서는 바이라기야를 어떻게 실천할 수 있는지 설명한다. 요가의 수행은 지속적이고 확고해야 하며, 오랫동안 끊임없이 이어져야만 성공할 수 있다. 오직 이러한 헌신만이 진정한 성취를 가져온다.

집착을 내려놓는 바이라기야는 대상을 인식할 때 생기는 갈망을 극복함으로써 이루어진다. 분명 강한 의지가 필요한 과정이지만, 수트라 16에서는 더 높은 단계의 바이라기야가 언급된다. 이 단계에서는, 참된 자아인 푸루샤의 본질을 깨달음으로써 물질적인 것에 대한 집착이 자연스럽게 사라진다. 여기서도 다시 한 번 바가바드 기타와 연관성을 찾아볼 수 있다. 이 구절에서는 더 높은 차원의 깨달음을 통해 영적인 기쁨을 경험할 때, 완전한 초연함이 이루어진다고 말한다(더 높은 것을 보았을 때, 집착에서 물러난다paraṁ dṛṣṭvĀ nivartate). 따라서 이 수트라 구절들은 수트라 2에서 언급된 마음의 움직임을 멈추는 니로다가 어떻게 이루어지는지 설명한다. 끊임없고 확고한 수행을 통해서만 가능한 상태로 세속적인 집착에서 벗어나는 두 가지 방법 – 의지의 노력으로 초연해지거나, 더 나아가 자신의 내면에 존재하는 영적 진리를 깨닫고 푸루샤를 인식하는 것 – 을 통해 이루어진다고 말한다.

분별 있는 깨달음과 초월적 깨달음

17 vitarka-vicĀrĀnandĀsmitĀ-rūpĀnugamĀt SaṁprajñĀtaḥ,

이 깨달음은 깊은 성찰과 기쁨, 존재의 본질을 마주하는 순간에 이루어진다.

18 virĀma-pratyayĀbhyĀSa-pūrvaḥ SaṂskĀra-śeṣo 'nyaḥ,

또 다른 깨달음의 길은 의식을 가라앉히고, 마음속 깊이 새겨진 무의식적인 인상만 남기는 것이다.

19 bhava-pratyayo videha-prakṛti-layĀnĀm,

육신을 떠나 본래의 자연(프라크리티prakriti)으로 돌아간 존재들은, 오직 순수한 존재 그 자체에만 의식을 둔다.

20 śraddhĀ-vīrya-smṛti-SamĀdhi-prajñĀ-pūrvaka itareṣĀm,

그 밖의 이들은 신념과 불굴의 노력, 기억의 힘, 사마디, 그리고 깨달음으로 경지에 이른다.

여기서 파탄잘리는 수트라 16에 소개된 '푸루샤의 깨달음'이라는 개념을 확장하고 있다. 이 깨달음에는 두 가지 형태가 있다. 하나는 의식적인 생각이 동반된 것이고, 다른 하나는 그렇지 않은 형태다. 의식적인 생각이 동반된 깨달음은 삼프라그냐타SaṁprajñĀta라고 하며, 의식적인 생각이 없는 깨달음은 '다른' 또는 '반대'를 뜻하는 아냐

anya로 표현된다. 여기서 말하는 '아냐'는 결국 '아삼프라그냐타', 즉 의식적인 사고 없이 이루어지는 깨달음을 의미한다. 의식 상태에 대한 논의가 복잡하여 요가 수행에 정통하지 않은 사람은 그 의미를 정확하게 이해하는 것이 어려울 수 있다. 삼프라그냐타 깨달음은 논리적 사유, 깊은 성찰, 내면의 기쁨 그리고 자아 인식을 기반으로 한다. 자신의 존재를 성찰하고 깊이 탐구하는 과정에서 이루어진다는 의미다. 이러한 성찰을 통해 사람은 자신의 표면적인 성격personality만이 전부가 아니라 그 너머 더 높은 차원의 자아(영혼)가 존재한다는 결론에 이르게 된다.

반면, 아삼프라그냐타 깨달음은 이러한 의식적인 사고와 논리가 억제되고, 생각이나 이성에 의존하지 않는 푸루샤에 대한 변함없는 인식이 자리 잡을 때 이루어진다. 대부분의 사람에게는 사고 과정을 초월한 높은 수준의 깨달음이 단순한 이론적 개념에 불과하게 느껴지지만, 요가 수행에서 치타 브리띠 니로다citta-vṛtti-nirodha(마음의 움직임을 멈추는 것)는 궁극적으로 지향하는 목표인 '경지'에 도달하는 것이다. 삼프라그냐타 깨달음은 논리적인 확신과 이성적인 이해를 바탕으로 이루어지는 반면, 아삼프라그냐타 깨달음은 직접적인 경험을 통한 깨달음에 가깝다. 이성이나 정신적인 활동에 의존하지 않기 때문에 육체가 없는 존재들 또한 이 상태에 머물 수 있다. 브야사에 따르면, 이러한 존재들은 신이나 더 높은 차원의 세계에 사는 존재들을 의미한다. 이들에게는 아삼프라그냐타 깨달음이 자연스러운 상태이지만, 일반적인 수행자들은 이를 신앙, 노력, 기억, 사마디, 그리고 지혜 등의 다양한 수행을 통해 도달할 수 있다.

이 두 가지 깨달음은 치타 브리띠 니로다(마음의 움직임을 멈추는 과정)라는 더 높은 수행과 관련이 있다. 여기서 니로다란 단순히 생각을 멈추는 것이 아니라, 참된 자아를 깨달으며 이루어진다는 점을 다시 기억해야 한다. 지금까지 자아의 깨달음에 도달하는 두 가지 방법을 살펴보았다. 하나는 의식적인 사고 과정을 통해 이루어지고, 다른 하나는 그러한 사고 과정을 초월함으로써 이루어진다.

노력의 필요성

21 tīvra-SaṂvegĀnĀm ĀSannaḥ,

이 경지는 열정적으로 끊임없이 수행하는 이들에게 가까이 있다.

22 mṛdu-madhyĀdhimĀtratvĀt tato 'pi viśeṣaḥ,

수행을 느슨하게 하느냐, 보통으로 하느냐, 치열하게 하느냐에 따라 그 성취의 수준이 달라진다.

수트라는 비교적 명확하며 12, 13에서 말한 바와 같이 아브야사가 치타 브리띠 니로다에 이르는 길임을 다시 강조한다. 요가를 수행할 때 얼마나 큰 열정과 노력을 기울이느냐에 따라 그 성취의 정도가 달라진다. 꾸준한 집중과 실천을 통해 더 높은 경지에 이를 수 있으며, 반대로 미온적인 태도로 임하면 그만큼 얻을 수 있는 성취가 제한적일 수밖에 없다.

신을 섬긴다는 것

23 īśvara-praṇidhĀnĀd vĀ,

혹은 절대자(신, 궁극적 존재)에게 온전히 자신을 맡김으로써 그 경지에 이를 수도 있다.

24 kleśa-karma-vipĀkĀśayair aparĀmṛṣṭaḥ puruṣa-viśeṣa īśvaraḥ,

신성한 존재인 이시바라[Ishvara]는 고통도 없고, 행위나 업(카르마)의 결과, 과거의 인상에도 영향을 받지 않는 완전히 자유로운 존재이다.

25 tatra niratiśayaṂ Sarva-jñatva-bījam,

이시바라는 모든 것을 아는 지혜를 통해 그 누구도 넘볼 수 없는 경지에 이른 존재다.

26 Sa pūrveṣĀm api guruḥ kĀlenĀnavacchedĀt,

과거와 현재, 미래를 초월하여 존재하는 그는 고대 스승들에게도 가르침을 전한 스승이었다.

27 tasya vĀcakaḥ praṇavaḥ,

그의 소리는 프라나바로 나타나며, 이는 그의 본질을 드러내는 신성한 음이다.

28 taj-japas-tad-artha-bhĀvanam,

이 소리를 조용히 반복하여 읊조리면(자파japa), 그 소리가 가리키는 존재가 드러나게 된다.

요가 담론의 맥락에서 이런 사상은 다소 이례적이다. 나는 이와 같은 사상이 파탄잘리가 바가바드 기타의 가르침을 의식하고 있으며, 이를 존중한 결과라고 생각한다. 바가바드 기타는 유신론적이다. 또한 마하바라타(고대 인도의 대서사시에 나오는 요가 관련 구절에서도 최고 신에 대한 경외심이 요가 수행자와 상캬 학파 추종자에 대한 개념 없이 철학적 분석만을 중시)를 구별하는 요소라고 명확히 밝히고 있다.

제23절에서 'vĀ'라는 단어는 앞서 논의된 삼프라그냐타 및 아삼프라그냐타의 명상 상태 외에도, 이스바라-프라니다나īśvara-praṇidhĀna가 깨달음에 이르는 또 하나의 길이 될 수 있음을 시사한다. 힌두교 경전에서 이시바라는 최고신을 뜻하며, 특히 유일신적 관점에서 신을 지칭할 때 자주 사용된다. 프라니다나praṇidhĀna는 특정 대상에 대한 깊은 숭배 또는 집중적인 몰입을 의미하기도 한다. 이 문맥에서는 숭배가 더 자연스러운 의미로 보인다.

그러나 24~27절을 보면, 파탄잘리가 말하는 이시바라가 바가바드 기타나 라마누자, 마드바 같은 중세 학자들이 말한 유일신과 같은 의미인지 의문이 든다. 파탄잘리가 그들과 같은 신의 개념을 따르며 사용한 것인지 확신하기 어렵다.

24절에서 이시바라를 비셰샤 푸루샤, 즉 특별하거나 뛰어난 존재라고 설명한다. 이 표현은 《바가바드 기타》 15장에서 신을 가리킬 때 사용하는 푸루샤 웃타마puruṣa uttama 또는 푸루쇼타마puruṣottama와 비슷한 의미로 볼 수 있다. 그렇다면 이 푸루샤(참된 자아)는 다른 푸루샤들과 어떻게 다를까? 이시바라는 모든 고통을 완전히 초월하고, 카르마의 영향을 받지 않으며, '전지(모든 것을 아는 지혜)의 씨앗'이 완전히 자라나 완성된 상태이기 때문에 특별한 존재로 여겨진다.

이 설명이 흥미로운 이유는 이시바라의 특징이 완전히 해방된 푸루샤와 크게 다르지 않기 때문이다. '카이발야'는 참된 자아가 물질적 세계에서 벗어나 완전히 자유로워지는 상태를 의미한다. 만약 이시바라가 특별한 신이 아닌 그저 해방된 자아 중 하나라면, 요가 수트라는 신을 중심으로 한 가르침이라고 보기 어려울 것이다. 파탄잘리는 신의 은총으로 해방이 주어진다는 바가바드 기타의 개념을 전혀 받아들이지 않는다. 그는 해방을 오직 개인의 노력으로 이루어야 할 목표라고 말한다. 수련과 초연함을 강조하며, 신의 은총이 아닌 스스로 쌓아야 하는 것이라는 입장이다.

특히 26절이 흥미롭다. 이 구절은 이시바라가 고대의 스승이며, 시간의 제약을 받지 않는다고 말한다. 이는 《바가바드 기타》 4장의 첫 구절과 연결될 수 있는데 영향을 받은 것일지도 모른다. 《바가바드 기타》에서 크리슈나는 처음으로 태양신 비바스반에게 요가를 가르쳤다고 한다(imaṁ vivasvate yogaṁ proktavĀn aham). 그러자 주인공 아르주나Arjuna는 "당신은 내 또래처럼 보이는데 어떻게 그렇게 오래전에 요가를 가르쳤다는 거냐?"라고 묻는다. 크리슈나는 단 한 번 태어나고 끝나는 존재가 아니라, 시간을 초월하여 세상에 여러번 나타나는 신성한 존재임을 밝혔다.

음절 옴은 신을 나타내는 소리로 여겨지며, 이 소리가 울리면 신이 그 사람에게 나타난다고 전해진다. 고대 인도의 여러 철학 경전에서 브라만Brahman(우주의 궁극적 실재)과 동일한 소리로 묘사된다. 특히 《만두키야 우파니샤드MĀṇḍūkya Upanishad(가장 짧고 철학적으로 깊은 경전으로, 옴과 의식의 네 가지 상태를 설명하는 힌두 철학의 중요한 텍스트)》에서는 '모든 것은 곧 옴이다Sarvam oṁkĀra eva(1)'라고 선언하며, 옴이 우주의 본질을 담고 있는 소리임을 강조한다. 요가 수트라는 신의 본질에 대해 명확하게 설명하고 있지 않기 때문에, 그것이 유신론적인지 또는 어느 정도까지 유신론적 성향을 띠는지는 확실하게 알 수 없다. 따라서 파탄잘리가 서구나 인도의 전통적인 일신론과 같은 신개념을 받아들였다고 단정하기 어렵다. 마찬가지로, 그의 사상이 베단타의 아드바이타 학파Advaita school of Vedanta에서 주장하는 일원론과도 반드시 일치한다고 보기도 어렵다.

발전을 가로막는 장애물

29 tataḥ pratyak-cetanĀdhigamo 'py antarĀyĀbhĀvaś ca,

그 순간, 내면의 깊은 관조 상태에 이르게 되며 수행을 방해하는 모든 장애가 사라진다.

30 vyĀdhi-styĀna-Saṁśaya-pramĀdĀlasyĀvirati-bhrĀnti-darśanĀlabdha-bhūmikatvĀnavasthitatvĀni citta-vikṣepĀs te 'ntarĀyĀḥ,
마음을 산만하게 만드는 걸림돌에는 질병, 나태, 의심, 태만, 나약함, 탐닉, 잘못된 이해, 깨달음을 확고히 유지하지 못하는 것 그리고 수행의 일관성 부족이 있다.

31 duḥkha-daurmanasyĀṅgam-ejayatva-śvĀSa-praśvĀsĀ vikṣepa-Sahabhuvaḥ,
마음이 혼란스러울 때, 고통, 낙담, 신체의 떨림, 거친 들숨과 날숨이 따라온다.

32 tat-pratiṣedhĀrtham eka-tattvĀbhyĀSaḥ,
이러한 장애를 극복하기 위해서는 하나의 대상에 집중하는 꾸준한 수행이 필요하다.

이 구절들은 요가 수행을 방해하는 장애 요소와 그것을 극복할 방법을 다루고 있다. 29절에서 사용된 'tataḥ'라는 단어는 문자 그대로 '그로부터from that'를 의미하며, 28절에서 언급된 옴의 자파를 가리킨다고 볼 수 있다. 반복이 주는 효과는 두 가지로 나타난다. 첫째, 마음이 감각을 통해 외부 세계를 인식하는 방향에서 벗어나 내면으로 향한다. 둘째, 수행을 방해하는 장애물이 사라진다. 30절에서는 이러한 장애 요소를 나열하며, 그것이 수행자에게 미치는 영향을 '마음이 사방으로 흩어지는 상태citta-vikṣepa'로 표현된다. 요가의 목표가 마음의 움직임을 다스리는 것이라면, 장애 요소들은 마음을 흔들거나 혼란스럽게 만든다. 31절에서는 이러한 방해가 심해질수록 고통과 좌절감이 커진다고 설명하며, 32절에서는 유일한 극복 방법은 한 가지 목표에 대해 흔들림 없이 집중하고 그것을 가장 중요한 목표로 삼는 것이 핵심이라고 강조한다. 이후에 이어지는 절들은 희망적인 관점을 발전시켜 마음의 평온함에 대해 설명한다. 이는 흩어진 마음의 반대개념으로 이해할 수 있다.

마음의 평정으로 이르는 길

33 maitrī-karuṇĀ-muditopekṣĀṇĀṁ sukha-duḥkha-puṇyĀpuṇya viṣayĀṇĀṁ bhĀvanĀtaś citta-prasĀdanam,

마음의 평온은 남의 행복을 시기하지 않고 따뜻한 호의를 보이며 고통받는 이에게는 연민과 자비를 베풀고, 의로운 이의 선행을 기쁘게 여기며, 악한 이를 향한 분노와 집착에서 벗어날 때 비로소 찾아온다.

34 pracchardana-vidhĀraṇĀbhyĀṁ vĀ prĀṇasya,

이러한 평온은 숨을 내쉬고 멈추는 호흡 조절을 통해서도 얻을 수 있다.

35 viṣayavatī vĀ pravṛttir-utpannĀ manaSaḥ sthiti-

nibandhinī,

마음이 어떤 대상에 반응하여 흔들릴 때, 이를 다스려 고요한 상태로 유지하며 평온을 얻을 수 있다.

36 viṣokĀ vĀ jyotiṣmatī,

슬픔에서 벗어나 마음을 밝은 빛으로 채움으로써 평온을 얻을 수 있다.

37 vīta-rĀga-viṣayaṁ vĀ cittam,

어떠한 대상에도 집착하지 않는 상태에 이를 때 평온을 얻을 수 있다.

38 svapna-nidrĀ-jñĀnĀlambanaṁ vĀ,

꿈속에서 얻은 깨달음이나 깊은 잠의 고요한 경험에 집중할 때 평온을 얻을 수 있다.

39 yathĀbhimata-dhyĀnĀd vĀ,

마음이 끌리는 어떤 대상에 명상을 집중함으로써 평온을 얻을 수 있다.

40 para5mĀṇu-parama-mahattvĀnto 'sya vaśīkĀraḥ,

마음의 평온이 이루어지면, 가장 미세한 것부터 가장 거대한 것까지 모든 것을 통찰하고 다스릴 수 있는 경지에 이르게 된다.

이 구절에서 언급된 수트라는 32절에 언급된 한 가지 대상에 집중하는 수행의 다양한 방식에 대해 설명하며 확장한다. 꾸준히 수행하면 마음이 맑고 고요해진다. 이는 여러 장애로 인해 마음이 흐트러지는 상태와 반대된다. 맑고 고요한 상태를 요가의 궁극적인 목표인 '마음의 완전한 고요함'과 동일하게 볼 수는 없다. 오히려 이는 장애가 사라지고 요가 수행이 더 깊어지는 과정에서 나타나는 자연스러운 마음의 상태로 이해하는 것이 적절하다. 이 해석이 타당한 이유는 마음의 평온을 얻는 방법들이 요가 수트라의 두 번째 장인 '사다나 파다'에서 설명하는 여덟 단계 수행을 모두 따르지 않아도 실천할 수 있기 때문이다. 즉 반드시 그 모든 단계를 거치지 않아도 마음의 평온에 도달할 수 있다는 것이 이를 뒷받침한다.

긍정적인 태도와 평온한 마음 상태를 얻는 방법은 33절에서 시작된다. 여기에서는 서로 다른 성향을 지닌 사람들과 어떻게 관계 맺어야 하는지 말한다. 타인의 행복에 함께 기뻐하고 고통받는 사람에게 연민을 가지며, 남의 선행을 진심으로 인정하고 악한 마음을 가진 사람은 적대하는 대신 담담한 태도를 유지해야 한다. 이러한 태도를 실천하기 위한 보다 구체적인 수행 방법들이 제시된다. 먼저 호흡을 조절하는 수행이 있으며, 다음으로는 마음이 외부의 대상에 지나치게 집중하지 않도록 다스린다. 그다음에는 과도한 슬픔이나 후회에 빠지지 않도록 하고, 마지막으로 물질적인 욕망을 절제하는 방법을 이야기한다. 38절에서는 잠을 자는 동안 통찰이나 깨달음이 무의식에 스며들 수 있으며, 꿈을 통해 진리가 드러날 수 있다고 설명한다. 따라서 무의식을 통한 깨달음에 주의를 기울이는 것도 마음을 맑고 고요한 상태citta-prasĀda로 이끄는 방법으로 제시된다.

마지막으로, 39절에서는 자신이 자연스럽게 끌리는 특정 대상에 집중하여 명상하는 방법이 나온다. 여기에서는 자신이 선택한 대상에 집중하기 때문에 명상이 더 쉽게 이루어진다고 본다. 그 목적은 마음이 산란해지는 것을 줄이고, 맑고 고요한 상태를 얻는 데 있다. 이 구절의 마지막 절(40)에서는 마음의 평온을 이루면 내면의 강인함이 생겨 크고 작은 모든 것을 다룰 수 있게 된다고 말한다. 이는 요가 수트라 3장에서 언급된 초자연적인 능력을 의미할 수도 있으며, 혹은 단순히 평온한 마음을 가진 사람이 어떤 일이든 성공적으로 해낼 수 있는 정신적인 힘을 갖게 된다는 의미로 해석될 수도 있다.

사마파띠의 상태

41 kṣīṇa-vṛtter abhijĀtasyeva maṇer grahītṛ-grahaṇa-grĀhyeṣu tatstha-tad-añjanatĀ SamĀpattiḥ,

마음의 움직임이 약해지면 마치 맑은 보석처럼 투명해져 인식하는 주체, 인식의 과정, 인식하는 대상의 형태를 그대로 반영하게 된다. 이와 같이 마음의 완전한 몰입 상태를 '사마파띠'라고 한다.

42 tatra śabdĀrtha-jñana-vikalpaiḥ SaṁkīrṇĀ Sa-vitarkĀ SamĀpattiḥ,

이 상태는 말과 그 의미에 대한 이해가 명확하지 않아 혼란이 섞인 경우, 의식적 분별이 개입된 '사마파띠' 상태라고 한다.

43 smṛti-pariśuddhau svarūpa-śūnyevĀrtha-mĀtra-nirbhĀsĀ nirvitarkĀ,

그러나 기억이 정화되면, 대상의 외형은 사라지고 본질이 드러나게 되는데, 이를 대상의 본질을 직관적으로 받아들이는 '사마파띠' 상태라고 한다.

44 etayaiva Sa-vicĀrĀ nirvicĀrĀ ca sūkṣma-viṣayĀ vyĀkhyĀtĀ,

이로써 비물질적subtle 대상을 향할 때, 분별적인 사고를 동반한 경우와 동반하지 않은 경우로 사마파띠를 설명하였다.

45 sūkṣma-viṣayatvam cĀliṅga-paryavasĀnam,

사물의 외형이 사라지면, 그 내적인 본질이 드러난다.

46 tĀ eva Sa-bījaḥ SamĀdhiḥ,

사마파띠로 정의되는 이러한 수행들은, 수행이라는 씨앗에서 비롯된 사마디Samadhi(궁극적인 깨달음과 자아실현의 경지)로 이어진다.

이 단락에서는 앞서 논의한 내용으로 다시 돌아간다. 장 전체의 주제와 더 직접적으로 관련된 마음의 움직임을 멈추는 것citta-vṛtti-nirodha에 대해 다룬다. 이는 요가의 본질이기도 하다. 여기서는 '사마파띠'라는 새로운 개념이 도입된다. 일반적으로 사마파띠는 요가가 궁극적으로 추구하는 의식 상태인 사마디Samadhi와 동일한 개념으로 여겨진다. 그러나 사실 사마파띠는 사마디에 이르는 초기 단계일 뿐, 완전한 깨달음의 상태는 아니다. 사마파띠라는 단어는 동사 'Sam-

Ā-pad'에서 유래했으며, 이는 특정한 상태나 장소에 도달하거나 진입하는 것을 의미한다. 번역하면 '깨달음' 정도로 표현할 수 있는데, 원어인 산스크리트어를 그대로 사용하는 것이 더 정확하다.

41절에서는 사마파띠의 의미를 설명하고 있지만, 이 의식 상태를 정확하게 정의하기는 어렵다. 사마파띠는 수행을 통해 치타 브리띠citta-vṛtti, 즉 마음의 움직임이 점차 사라지고 내면이 고요해졌을 때 나타나는 상태이다. 이전의 정신 상태에서는 인식하는 주체, 인식 대상, 그리고 인식 과정이 분명하게 구별된다. 그러나 요가의 수행을 통해 마음이 완전히 고요해지면, 이러한 구분이 사라지고 명료성이 드러난다. 이 상태를 언어로 온전하게 전달하는 것은 불가능하며, 파탄잘리가 설명하는 경험을 완벽하게 재현하는 것도 어렵다. 지금은 이 정도의 설명으로 갈음할 수밖에 없다.

42절과 43절에서는 사마파띠의 상태를 두 가지로 나누어 설명한다. 하나는 생각과 개념이 남아 있는 상태인 사비탁카Sa-vitarka이며, 다른 하나는 생각과 개념이 사라진 상태인 니르비탁카nir-vitarka이다. 앞서 17절부터 20절까지 언급된 삼프라그냐타와 아삼프라그냐타, 즉 의식적으로 인지하는 명상과 그렇지 않은 명상을 구분하는 것과 유사해 보이지만, 반드시 같은 개념이라고 단정할 필요는 없다.

사마파띠는 의식이 어느 정도 작용하는 상태에서도 이루어질 수 있으며, 이를 사비탁카 사마파띠Sa-vitarkĀ SamĀpatti라고 한다. 반면 의식적인 사고가 완전히 멈춘 상태는 니르비탁카 사마파띠nir-vitarkĀ SamĀpatti로 설명된다. 사비탁카 사마파띠는 마음이 대상의 특징에 의식적으로 집중하는 상태이며, 니르비탁카 사마파띠는 대상에 온전히 몰입하하고 있지만 그에 대한 의식적인 사고는 완전히 사라진 상태로 이해할 수 있다.

44절과 45절에서는 지금까지 논의된 내용이 사비차라Sa-vicĀra, 니르비차라nir-vicĀra, 그리고 수크슈마-비샤야sūkṣma-viṣaya에 관한 것이라고 결론짓는다('사비차라'는 대상을 분석하는 미묘한 사고 과정이 남아 있는 상태이며, '니르비차라'는 분석적인 사고가 완전히 사라진 상태를 의미한다. '수크슈마-비샤야'는 감각적으로 인지할 수 있는 범위를 넘어선, 보다 미세한 차원의 대상에 대한 인식을 가리킨다). 앞서 살펴보았듯이, 비차라vicĀra와 비탁카vitarka는 크게 다른 개념이라기보다는 서로 밀접하게 연결된 사고 과정이다. 비탁카는 보다 거친 수준에서 대상에 대한 개념적 사고를 포함하며, 비차라는 그보다 더 미세하고 정제된 사고를 가리킨다. 이러한 맥락에서 볼 때, 파탄잘리는 사비탁카 사마파띠와 니르비탁카 사마파띠가 단순히 비탁카의 유무로 구분되는 것이 아니라, 각각 사비차라Sa-vicĀra와 니르비차라nir-vicĀra에도 해당한다고 설명하는 것으로 보인다.

즉 명상의 깊이가 더욱 정제된 상태로 발전해 가는 과정을 강조한다. 수크슈마-비샤야는 '미세한 대상'을 의미하며, 이는 마음이 대상에 온전히 몰입하여 그 존재를 직관적으로 인식하지만, 개념적이거나 반추적인 사고는 완전히 사라진 상태를 말한다. 이 상태에서는 더 이상 마음이 대상의 속성이나 특징을 분석하거나 분별하지 않고, 오롯이 그 본질 자체에 스며들어 있다. 즉 의식적인 사고를 통해 대상을 이해하는 것이 아니라, 반추적인 사고를 넘어 그 존재의 근원적인 실체를 직접적으로 경험한다.

여기서 말하는 '미세한 대상'이란 바로 본질적인 차원을 가리키며, 표면적인 속성과 개념적 이해를 초월한 상태에서 드러나는 대상의 가장 순수한 실재를 의미한다. 46절에서는 사마파띠가 사마디와 동일한 상태라고 설명하지만, 이는 어디까지나 '씨앗이 있는 사마디'에 해당한다. 여전히 어떤 형태로든 대상이 존재하기 때문이다. 즉 대상이 완전히 사라진 경지라기보다는 최소한 '씨앗'과 같은 형태로라도 대상이 남아 있어, 그것에 의식이 머무는 상태를 의미한다.

무종자 삼매의 본질

47 nirvicĀra-vaiśĀradye 'dhyĀtma-prasĀdaḥ,

분석하거나 개념적으로 따지지 않는 사마파띠에서 완전한 경지에 이르면, 아트만(자아, 영혼)과 직접 연결된 평온함을 얻게 된다.

48 ṛtambharĀ tatra prajñĀ,

이렇게 얻어진 깨달음은 절대 진리[rta]로 가득 차 있다.

49 śrutĀnumĀna-prajñĀbhyĀm anya-viṣayĀ viśeṣĀrthavĀt,

이 깨달음은 경전이나 추론을 통해 얻은 지식과는 다르며, 더욱 고차원의 목적을 향한다.

50 taj-jaḥ SaṁskĀro 'nya-SaṁskĀra-pratibandhī,

이 깨달음으로 인해 형성된 잠재적 인상은 기존에 남아 있던 다른 잠재적 인상들을 상쇄하는 역할을 한다.

51 tasyĀpi nirodhe Sarva-nirodhĀn nirbījaḥ SamĀdhiḥ,
마음의 마지막 움직임마저 멈추고 나면, 모든 움직임이 사라지고 어떠한 흔적도 남기지 않는 완전한 깨달음에 이르게 된다.

사마디 파다의 마지막 부분에 이르면 이 장이 말하는 궁극적인 결론에 도달하게 된다. 여기서 파탄잘리는 요가 실현의 최종 단계에 대해 밝히며, 51절에서 니르비자 사마디 또는 '씨앗 없는 사마디'로 정의한다. 어떠한 대상(씨앗)이나 흔적도 남아 있지 않은, 완전한 초월의 상태를 의미한다. 47절에서는 이에 대한 더 깊은 통찰을 제공하며, 궁극적인 경지는 니르비차라 사마파띠에서 완전한 숙련에 도달했을 때 이루어진다고 말한다. 또한 이 상태를 '내적 자아의 순수한 맑음' 또는 '궁극적인 내면의 평온'으로 해석할 수 있다. 즉 모든 분별과 개념적인 사고가 사라지고, 마음이 맑아져 순수한 자각과 고요함만이 남아 있는 상태를 뜻한다.

이전에 몇 개의 수트라에서 '프라사다'라는 단어를 이미 접한 바 있다. 마음의 맑고 고요한 상태를 마음이 흩어지는 상태와 대비하여 제시했다. 아디얏마adhyatma라는 단어는 바가바드 기타와 우파니샤드에서도 등장하지만, 특히 마하바라타에서 상캬 철학을 설명할 때 중요한 개념으로 사용된다. 마하바라타에서는 아디얏마를 참된 자아를 아는 학문으로 정의하며, 이를 내면의 본질을 탐구하는 지식으로 설명하고 있다. 여기서 아디얏마-프라사다adhyĀtma-prasĀda는 참된 자아를 깨달으며 얻게 되는 평온을 의미한다고 볼 수 있다. 결국 니르비자 사마디는 참된 자아의 실현, 즉 우리 존재의 본질인 영적 실체를 깨닫는 것과 동일한 상태로 이해할 수 있다.

48절에서는 이와 같은 방식으로 얻어진 지식을 리타-암바라ṛta-ambara라고 하며, 우주적 질서와 궁극의 진리로 가득 찬 지혜를 의미한다. 리타는 가장 오래된 베다 경전에도 등장하며, 종종 다르마dharma와 유사한 개념으로 사용된다. 다르마가 '세상의 올바른 질서'를 의미하듯, 리타 역시 만물의 조화로운 원리를 뜻한다. 여기서 요가를 통해 얻은 지식은 리타나 궁극적인 진리로 충만한 것으로 묘사되며, 이는 곧 영혼의 본래 영적 정체성에 대한 깨달음을 의미한다.

49절과 50절에서는 이 점을 더욱 분명하게 설명하고 있다. 여기서는 요가를 통해 얻은 지식이 경전을 통해 얻은 지식보다 더 뛰어나다고 말하는데, 그 대상이 전혀 다르기 때문이다. 또한 이 지식이 만들어내는 깊은 인상이 다른 모든 인상을 압도하여, 마음을 형성하고 변화시키는 기존의 흔적들을 완전히 넘어서는 힘을 지닌다고 한다.

여기서 7절의 내용을 다시 떠올릴 수 있다. 7절에서는 지식의 세 가지 근원을 프랏야크샤pratyakṣa(직접 지각), 아누마나anumĀna(추론), 아가마Āgama(경전)로 제시하고 있다. 여기서 슈루타śruta는 아가마, 즉 경전과 같은 의미로 볼 수 있으며 요가를 통해 얻는 깨달음이 직접적인 지각에 기반한다는 것을 의미한다. 다시 말해, 요가는 내면을 깊이 들여다보게 하고, 이를 통해 영적인 실재를 직접 경험하고 깨닫게 되는 것이다. 깨달음 역시 다른 경험들과 마찬가지로 마음에 인상을 남긴다. 하지만 이 인상은 무지와 윤회를 일으키는 모든 물질적인 인상을 지워버린다. 그리고 마지막에는 이 인상조차도 사라지게 되면서 영혼은 본래의 참된 모습 그대로 존재하게 된다. 이는 3절과 4절에서 설명한 내용과 일치한다. 또한 《바가바드 기타》에서도 같은 가르침을 찾을 수 있다. 두 경전 모두 요가 수행의 궁극적인 목표는 깨달음을 통해 참된 자아를 인식하는 것이라고 말한다.

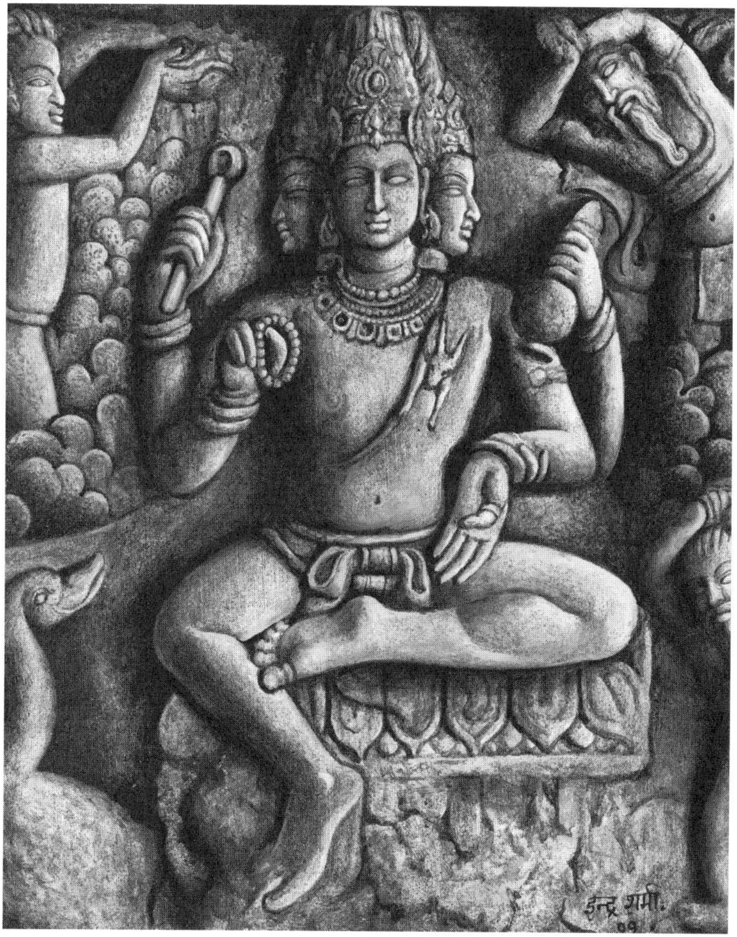

아트만(영혼)은 우리가 인식하는 세계가 존재하는 근본적인 이유이다. —II.21

THE SĀDHANA

-PĀDA

2장

사다나 파다

요가 수트라의 2장은 사다나 파다SĀdhana-pĀda라고 불린다. '사다나'라는 단어는 목표를 향해 곧게 나아간다는 의미의 동사 '사드Sadh'에서 유래했다. 예상할 수 있듯이, 사다나는 목표를 이루기 위한 올바른 수행 방법을 뜻한다. 현대 힌두교에서도 널리 사용되고 있는 용어로, 종교적 삶에서 수행하는 규범적인 실천과 의식을 의미한다.

1장에서는 주로 정신적인 상태와 마음을 가라앉히는 것에 집중했다면, 2장에서는 이를 실현하는 실질적인 단계, 나아가 요가의 여덟 가지 수행방법을 소개한다. 그러나 사다나에 들어가기 전 반드시 거쳐야 할 여러 준비 과정이 있다. 따라서 이 장은 세 부분으로 나누어 이해하는 것이 좋다.

첫 번째 부분(수트라 1~17)에서는 인간 존재의 본질을 탐구하며, 이를 불교의 가르침과 유사한 시각으로 분석한다. 부처가 첫 번째 성제聖諦(불교에서 깨달음으로 이르는 네 가지 진리로, 고제苦諦(삶은 고통이다), 집제集諦(고통의 원인은 집착이다), 멸제滅諦(집착을 끊으면 고통이 사라진다), 도제道諦(고통을 없애는 길은 팔정도다)로 구성)에서 설한 것처럼, 파탄잘리 또한 삶은 고통과 번뇌로 가득 차 있다고 보았다. 이는 업이 쌓이면서 드러나는 결과로 이해된다. 이것이 모든 인간이 직면하는 문제다. 그러나 이 장의 두 번째 부분(18~27절)에서는 이러한 문제들이 해결될 수 있음이 밝혀진다. 더 나아가 물질 세계는 단순히 존재하는 것이 아니라, 영혼이 고통에서 벗어나 해탈에 이를 수 있도록 마련된 장場이라는 관점이 제시된다. 이러한 견해는 이시바라 크리슈나Ishvara Krishna(고대 인도의 철학자로, 상캬 철학의 핵심 경전인 상캬 카리카를 저술한 인물이다. 그의 저서는 상캬 철학을 체계적으로 정리한 중요한 문헌으로 평가받고 있다)의 경전 상캬 카리카에서도 찾아볼 수 있다. 이 두 가지 준비 개념이 정리된 후, 장의 후반부에서는 본격적으로 사다나를 다룬다.

여기서 요가의 여덟 가지 수행 단계가 소개되며 그중 처음 다섯 단계가 자세하게 설명된다. 특히, 첫 번째와 두 번째 단계인 야마yama(사회적 윤리를 다루며, 외적으로 지켜야 할 다섯 가지 계율을 포함)와 니야마niyama(개인적 수양을 다루며, 내적으로 실천해야 할 다섯 가지 덕목을 포함)에 가장 많은 비중이 할애된다.

이 장이 세 부분으로 구성된 것을 보며 불교의 영향을 받았다고 추측할 수도 있다. 실제로 이는 부처가 설한 네 가지 성제 중 세 가지와 연결될 수 있다. 그러나 요가의 여덟 가지 수행 단계와 부처의 팔정도八正道(바른 견해·사유·말·행동·생활·정진·염·정정)가 모두 '여덟 개'로 이루어져 있다는 것은 단순한 우연의 일치로 보인다. 요가 수트라가 작성된 시기에는 불교 사상이 인도 종교 전반에서 중요한 위치를 차지하고 있었다. 이를 두고 불교의 직접적인 영향을 받았다고 단정하는 것은 신중할 필요가 있다. 서구에서는 종교나 사상을 뚜렷하게 구분하는 경향이 있지만, 인도에서는 다양한 전통이 서로 영향을 주고받으며 발전해 왔기 때문이다. 이 시기에는 다양한 사상이 공존하며 자유롭게 유통되었고, 불교도뿐만 아니라 자이나교도, 베단타 학파 등 여러 전통에서도 이러한 사상들을 자유롭게 받아들이고 활용했다. 오히려 부처가 여행 중 요가 사상을 접하여 일부 개념을 차용했을 가능성도 있다고 제기된다. 그러나 이런 해석 역시 단정할 순 없다.

크리야 요가[Kriya Yoga]

1 tapaḥ-svĀdhyĀyeśvara-praṇidhĀnĀni kriyĀ-yogaḥ,

행동을 기반으로 한 크리야 요가는 고행(종교적 수행), 베다 경전의 낭송, 그리고 신에 대한 예배로 이루어진다.

2 SamĀdhi-bhĀvanĀrthaḥ kleśa-tanū-karaṇĀrthaś ca,

크리야 요가의 목표는 사마디(자아실현)의 경지에 도달하고, 모든 고통을 끝내는 것이다.

사다나 파다[SĀdhana-pĀda]의 1~2절에서는 크리야 요가라는 새로운 개념을 소개한다. 이는 고행[tapa], 베다 독송[svĀdhyĀya], 신에 대한 헌신[iśvara-praṇidhĀna]이라는 세 가지 실천으로 이루어진다. 크리야는 '행하다, 실행하다'라는 뜻의 동사 'kṛ'에서 유래했으며, 이는 '카르마[karma]'의 어근이기도 하다. 크리야는 기본적으로 행동이나 실천을 의미하는 용어다. 크리야 요가를 요가의 또 다른 형태로 이해할 수도 있지만, 요가 수행자가 실천하는 행동 또는 수행이라는 의미로 보는 것이 더 적절하다. 즉 타파스[tapa], 스바디야야[svĀdhyĀya], 이쉬와라-프라니다나[iśvara-praṇidhĀna]는 요가의 여덟 가지 수행 단계에 꼭 포함되는 것은 아니지만, 요가 수행자들이 실천하는 중요한 방법이며, 앞 장에서 다룬 사마디의 경지에 도달하는 데도 도움이 된다. 실제로 크리야 요가는 이 두 구절에서만 언급되며, 이후로는 자세하게 언급되지 않는다. 여기서는 크리야 요가를 고통을 멈추기 위한 수행으로 강조하며, 이를 계기로 새로운 주제로 넘어간다. 이 흐름을 따라, 파탄잘리는 고통의 원인과 본질을 더욱 깊이 탐구하기 시작한다.

크리야 요가로 극복하는 고통

3 avidyĀsmitĀ-rĀga-dveṣĀbhiniveśĀḥ kleśĀḥ,
고통의 근원은 무지, 자아 집착, 갈망, 혐오, 그리고 삶에 대한 집착이다.

4 avidyĀ kṣetraṂ uttareṣĀṂ prasupta-tanu-vicchinnodĀrĀṇĀm,
무지는 다른 모든 고통의 근원이며, 그것이 잠재된 상태이든, 약하게 나타나든, 때때로 드러나든, 지속해서 작용하든 상관없이 영향을 미친다.

5 anityĀśuci-duḥkhĀnĀtmasu nitya-śuci-sukhĀtma-khyĀtir avidyĀ,
무지란 일시적인 것을 영원한 것으로 여기고, 불순한 것을 순수한 것으로 받아들이며, 고통을 즐거움으로 착각하고, 자아가 아닌 것을 자아라고 믿는 것이다.

6 dṛg-darśana-śaktyor ekĀtmatevĀsmitĀ,
자아 중심성이란 '의식(참된 나, 보는 자seer)'을 단순히 감각적 경험(보는 행위, 생각하는 행위)으로 착각하는 것이다.

7 sukhĀnuśayī rĀgaḥ,

욕망은 쾌락을 경험한 후에 생겨나는 결과이다.

8 duḥkhĀnuśayī dveṣaḥ,

혐오는 고통을 경험한 후에 생겨나는 결과이다.

9 sva-raSa-vĀhī viduṣo 'pi tathĀrūḍho 'bhiniveśaḥ,

지혜로운 이들에게도 삶에 대한 집착은 저절로 생겨나며, 깊이 자리 잡고 있다.

2절에서 언급된 극복해야 할 고통에 대해 구체적으로 정의한다. 우선 고통은 무지, 자아 의식, 갈망, 혐오, 그리고 생명에 대한 집착으로 나열된다. 이는 고통을 겪는 방식이 직접적으로 나열된 것이 아니라, 우리가 겪어야 할 고통을 초래하는 원인들이 나열된 것임을 알 수 있다.

이러한 원인 가운데 다른 모든 인과적 요소를 좌우하는 근본적인 원인은 바로 아비드야avidya, 즉 무지無知이다. 여기에서 말하는 무지는 단순한 무지가 아니라, 우리가 진정한 영적 정체성을 이해하지 못하는 것을 의미한다. 이 무지로 인해 우리는 자신을 몸과 마음의 관점에서 정의하고, 이를 만족시키기 위해 즐거움을 찾는다. 그러나 우리가 현재 동일시하는 정체성은 한 생애에 국한된 덧없는 것이며, 참된 자아와는 거리가 멀다. 우리가 동일시하는 정체성은 순수하지 않고 주위의 영향을 받아 오염되기 쉽다. 반면 참된 자아는 지금 이 세계에 존재하고 있지만 그 어떤 영향도 받지 않는다. 또한 몸과 마음의 만족을 통해 추구하는 즐거움은 사실상 고통의 원인이 될 뿐이다. 그 이유는 그러한 즐거움이 모두 일시적이고 제한적이며, 결국에는 좌절로 이어질 수밖에 없기 때문이다.

이는 아트만[Ātman]이 영원하고 변하지 않는 본래의 자아임을 모르는 무지[無明]로 인해 다른 번뇌[煩惱, kleshas]가 나타나기 때문이다(아트만은 육체나 감정, 사고[思考]와는 다른 존재로, 개별적인 '나'(아트만)와 우주의 궁극적 실재인 브라흐만이 본래 하나임을 의미한다. 이 아트만을 깨닫는 것이 해탈로 가는 길이다). 먼저, 아집 – 자아에 대한 집착[我執, asmitĀ] – 이 있다. 이는 잘못된 자아의식으로, 자신을 몸과 마음으로만 인식하며 감각을 초월한 진정한 보는 자[Seer]인 아트만의 존재를 깨닫지 못하는 상태를 의미한다. 그리고 라가[rĀga]가 있다. 한 번 맛본 쾌락을 다시금 탐닉하려는 강렬한 집착을 의미한다. 이에 상반되는 개념이 드베샤[dveṣa]로, 고통을 안겨준 대상이나 사람에 대한 혐오와 반감을 뜻한다. 마지막으로 모든 생명체는 본능적으로 삶에 대한 집착을 갖는다. 죽음은 피할 수 없는 숙명이기에, 이 집착 또한 고통의 원인이 된다.

이것이 바로 고통에 대한 파탄잘리의 분석이다. 다른 인도 사상가처럼 그도 자신의 본성을 깨닫지 못하는 무지를 고통의 궁극적인 원인으로 보았다. 요가 수트라는 이러한 고통을 극복할 수 있다고 말하며, 이어서 업[業]이 어떻게 형성되고 작용하여 인간이 겪는 고통에 영향을 주는지 설명한다.

이겨낼 수 있는 번뇌

10 te pratipraSava-heyĀḥ sūkṣmĀḥ,

이러한 고통을 근원으로 되돌리면, 아직 표면화되지 않은 상태에서 극복할 수 있다.

11 dhyĀna-heyĀs tad-vṛttayaḥ,

고통이 활성화된 상태에서도, 명상을 통해 극복할 수 있다.

여기서 고통이나 번뇌를 극복하는 과정이 어떻게 제시되고 있는지 명확하게 파악하는 것은 어렵다. 1, 2절에서는 크리야 요가가 번뇌를 제어하는 하나의 방법으로 설명되었지만, 여기서는 번뇌를 미세한 형태에서 거슬러 올라가 되돌리는 과정인 '프라티프라사바pratipraSava' 라는 또 다른 방법이 제시되고 있는 것으로 보인다. 이 구절의 정확한 의미를 단정하기는 어렵지만, 단순히 무지avidya가 해결되면 그것을 바탕으로 생겨난 다른 번뇌들도 자연스럽게 사라질 것이라는 의미일 수 있다. 분명한 것은, 번뇌가 미세한 형태일 때는 그 흐름을 되돌리는 방식인 '프라티프라사바'로 제어할 수 있으며, 이미 번뇌가 활성화된 상태라면 '디야나dhyana', 즉 명상을 통해 다룰 수 있다는 것이다. 그러나 이 이상의 구체적인 해석을 내리기는 쉽지 않다.

업의 근원이 되는 번뇌

12 kleśa-mūlaḥ karmĀśayo dṛṣṭĀdṛṣṭa-janma-vedanīyaḥ,

업보가 쌓이는 과정은 이러한 고통을 기반으로 이루어지며, 이는 현세의 삶과 보이지 않는 내세에서 드러난다.

13 Sati mūle tad-vipĀko jĀty-Āyur-bhogĀḥ,

이러한 근거(고통과 업의 축적)가 존재하는 한, 업보는 생의 형태, 수명, 그리고 겪게 될 운명으로 드러나게 된다.

14 te hlĀda-paritĀpa-phalĀḥ puṇyĀpuṇya-hetutvĀt,

이러한 업의 결과는 행위가 선했는지 악했는지에 따라, 기쁨 또는 고통의 형태로 나타난다.

여기서 다시 기억해야 할 점이 있다. 번뇌는 우리가 겪는 고통 그 자체가 아니라, 고통을 불러오는 원인이라는 것이다. 업이 쌓이는 원인이 번뇌라는 사실도 중요하다. 업의 법칙에 따르면, 우리가 하는 모든 행동은 반드시 미래에 어떤 결과를 가져온다. 그렇다면 왜 무지, 자만심, 욕망 같은 번뇌가 업의 근원으로 여겨지는 것일까? 결국 번뇌는 우리의 행동을 움직이는 힘이다. 무지는 몸과 마음의 만족을 좇고, 자만심은 명예와 지위를 갖고자 움직이며, 욕망은 감각적인 즐거움을 찾게 한다.

결국 번뇌는 단순히 고통의 원인일 뿐만 아니라 우리의 행동을 이끄는 원동력이 되며, 그 행동은 업이 되어 다시 윤회를 불러오는 역할을 한다. 13절에서는 업을 통해 어떤 삶을 살게 될지, 생명의 길이는 얼마나 될지, 그리고 행운과 불운을 어떻게 경험하게 될지 결정된다고 설명한다. 결국 왕자로 태어났다고 해서 인생이 반드시 행복한 것은 아니며, 상황에 따라 고통스러운 삶이 될 수도 있다. 14절에서는 업의 핵심 원리가 다시 강조된다. 즉 선한 행동은 기쁨을 가져오고, 악한 행동은 고통을 초래한다는 것이다.

고통은 존재의 본질적 속성이다

15 pariṇĀma-tĀpa-SaṁskĀra-duḥkhair guṇa-vṛtti-virodhĀc caduḥkham eva Sarvaṁ vivekinaḥ,

변화로 인한 괴로움, 잠재된 인상에서 비롯된 고통, 그리고 세계의 속성 간 충돌로 인해, 분별력 있는 이는 삶을 고통으로 인식한다.

16 heyaṁ duḥkham anĀgatam,

그러나 앞으로 다가올 고통은 막을 수 있다.

17 draṣṭṛ-dṛśyayoḥ Saṁyogo heya-hetuḥ,

이 고통을 막는 방법은 참된 자아가 감각적 세계와 접촉하지 않도록 하는 것이다.

여기에서는 부처님의 네 가지 성제 중 첫 번째, '삶은 필연적으로 고통스럽다'는 진리가 강조된다. 15절에서는 고통의 다양한 원인을 설명하지만, 결국 지혜로운 자들은 '세상의 모든 것은 결국 고통일 뿐이다'라는 결론에 이른다. 이는 다소 암울하게 느껴질 수도 있지만 인도 철학에서는 널리 받아들여지는 사상이다. 삶에서 얻는 즐거움도 결국 늙음과 죽음 앞에서 사라지며, 오히려 새로운 고통의 원인이 된다는 것이 그 핵심이다.

인도 철학자 스와미 비베카난다Swami Vivekananda는 "우리의 철학은 깊은 비관에서 시작해 강한 낙관으로 끝난다"라고 말했다. 이 짧은 구절에서도 그러한 흐름이 그대로 반영되어 있다. "세상의 모든 것은 결국 고통일 뿐이다"라는 선언 이후, 이 문제를 해결할 방법을 제시한다. 그것은 바로 '보는 자와 보이는 것의 연결을 끊는 것'이다. 여기서 보는 자draṣṭṛ는 곧 아트만(영혼)을 의미하며, 보이는 것dṛśya은 세상을 의미한다. 따라서 고통에서 벗어나는 방법은 영혼이 업에서 자유로워지고, 윤회의 굴레에서 벗어나는 것이다. 상키야 철학에서는 이를 푸루샤(영혼)가 물질(프라크리티)과의 연결을 끊는 상태라고 말한다. 이후 요가 수트라에서는 이러한 해방의 상태를 '카이발야'라고 부른다. '고립' 혹은 '분리'를 의미한다. 책에서는 이 개념을 요가 수행의 기초로 소개하며 그 개념을 실천하면 최종적으로 해방(깨달음 등)에 도달할 수 있다고 설명한다.

고통으로부터 해방

18 prakĀśa-kriyĀ-sthiti-śīlaṂ bhūtendriyĀtmakaṂ bhogĀpavargĀrthaṂ dṛśyam,

우리가 인식하는 세계는 밝게 드러나 있거나, 활동적이거나, 정적인 상태를 가질 수 있다. 물질적 요소와 감각 기관으로 구성되며 즐거움을 위한 도구가 될 수도 있고, 윤회에서 벗어나는 길이 될 수도 있다.

19 viśeṣĀviśeṣa-liṅga-mĀtrĀliṅgĀni guṇa-parvĀṇi,

구나gunas(물질적 속성)는 뚜렷한 특징을 지닐 수도 있고, 반대로 그러한 특징이 없는 상태일 수도 있다. 구체적으로 규정될 수 있고, 특정한 성질로 구별되지 않는 경우도 있다.

20 draṣṭĀ dṛśi-mĀtraḥ śuddho 'pi pratyayĀnupaśyaḥ,

순수한 의식은 그냥 지켜볼 뿐이지만, 우리가 가진 개념이나 사고방식에 따라 세상을 다르게 인식한다.

21 tad-artha eva dṛśyasyĀtmĀ,

우리가 보고 경험하는 이 세계는 결국 아트만을 위한 것이다.

22 kṛtĀrthaṂ prati naṣṭam apy anaṣṭaṂ tad-anya-sĀdhĀraṇatvĀt,

아트만의 목적이 이루어지면, 우리가 인식하는 세계는 더 이상 의미를 갖지 않는다. 그렇다고 완전히 사라지는 것은 아니며 여전히 다른 존재들에게는 그대로 남아 있다.

23 sva-svĀmi-śaktyoḥ svarūpopalabdhi-hetuḥ SaṂyogaḥ,

세상과 하나가 되는 경험을 통해, 참된 자아는 소유라는 개념의 본질을 깨닫게 된다.

24 tasya hetur avidyĀ,

이 진리를 모르는 무지가 참된 자아와 세상이 하나로 얽히는 원인이다.

25 tad-abhĀvĀt SaṂyogĀbhĀvo hĀnaṂ tad-dṛśeḥ kaivalyam,

무지가 사라지면 결합 상태도 끝난다. 참된 자아에게 이것은 '카이발야', 즉 세상으로부터 완전한 해방이다.

26 viveka-khyĀtir aviplavĀ hĀnopĀyaḥ,

이 해방에 이르는 방법은, 끊임없이 분별 지혜(참된 자아와 세상의 차이를 아는 지혜)를 실천하는 것이다.

27 tasya SaptadhĀ prĀnta-bhūmiḥ prajñĀ,

그 분별 지혜를 통해 얻어지는 깨달음은 일곱 가지 단계로 나타나며, 최종적으로 궁극적인 경지에 도달한다.

이 단락은 17절에서 언급된 '보는 자'와 '보이는 것'의 개념을 바탕으로 한다. '보는 자'는 아트만, 즉 참된 영혼이며, '보이는 것'은 육체를 지닌 존재가 머무르며 감각을 통해 인식하는 물질 세계이다. 파탄잘리는 여기에서 상캬 철학의 핵심인 정신(푸루샤)과 물질(프라크리티)의 본질적인 구별을 거듭 강조하고 있다.

18, 19절은 '보이는 것', 즉 물질 세계의 본성을 다루지만, 상캬 철학에서 일반적으로 사용하는 물질 요소의 분류는 따르지 않고 있다. 여기서 핵심은 세상이 향락bhoga을 위한 수단이 될 수도 있고, 세속적 존재에서 벗어나는 해탈의 길이 될 수도 있다는 것이다. 19절에서는 물질적인 속성(구나)을 언급하는데, 이는 상캬 철학에서 물질의 모든 측면에 스며 있는 세 가지 근본적인 성질로 설명된다. 이 세 가지 성질은 순수Sattva(삿뜨바), 역동성rajas(라자스), 어둠tamas(타마스)으로 구분된다. 다만, '구나'에 대한 언급은 다소 모호하며, 세계를 향락의 원천으로 보느냐 혹은 무지와 윤회에서 벗어나는 길로 보느냐에 따라 서로 다른 방식으로 드러날 수 있음을 시사하는 듯하다. 브야사는 주석에서 상키야 철학의 몇 가지 기술적인 요소를 활용하여 경전을 해석한다. 그의 해석이 그럴듯하지 않은 것은 아니지만, 과도한 풀이일 가능성도 있다.

20절부터는 진정한 자아를 뜻하는 세상의 관찰자인 '드라쉬트리draṣṭṛ' 영적인 보는 자에 주목한다. 세상의 영향을 받지 않는다는 점에서 완전한 순수성을 지니고 있지만, 감각을 통해 세상을 바라보기에 여전히 물질적 변화의 틀 안에서 세계를 인식한다. 이 구절은 초월적인 영혼이 어떻게 오류와 무지에 빠지는지 설명한다. 영혼이 물질적 감각의 프리즘을 통해 세상을 보기 때문이다.

21~23절에서는 아트만, 즉 보는 자와 물질의 관계에 대해 흥미로운 통찰을 제시한다. 흔히 물질이 영혼을 속박하여 무지와 윤회에 가두는 존재로 여겨질 수 있지만, 실제로는 그렇지 않다. 오히려 물질은

영혼이 무지와 윤회에서 해방될 수 있는 수단이며, 사실상 그것이 존재하는 유일한 이유다. 이러한 관점은 상캬 카리카의 가르침과 일치한다. 여기서 그 저작의 몇 구절을 살펴볼 수 있다.

58 사람들이 불안과 갈망을 해소하기 위해 행동하듯, 드러나지 않은 형상의 물질 또한 오직 영혼의 해방purusha moksha(푸루샤 목샤)을 위해 힘을 얻는다.

59 무용수가 무대에서 자신의 모습을 드러낸 후 공연을 마치는 것처럼 프라크리티(물질) 또한 푸루샤(영혼) 앞에 스스로를 드러낸 뒤 사라진다.

60 자애로운 프라크리티는 세 가지 구나(특성)로 이루어져 있다. 스스로 어떤 목적을 이루려 하거나 욕망을 채우려고 하지 않는다. 다만, 선함(사트바), 열정(라자스), 관성(타마스)이라는 세 가지 구나의 지배를 받지 않는 푸루샤의 뜻을 이루기 위해 움직일 뿐이다.

61 내 생각에, 프라크리티보다 더 경이롭고 아름다운 것은 없다. 그녀는 푸루샤가 자신을 완전히 깨달았음을 알아차리는 순간, 조용히 그의 시야에서 물러난다.(SĀṁkhya KĀrikĀ of Ishvara Krishna)

파탄잘리는 위 구절에서 이렇게 말한다. 물질은 영혼이 해탈할 수 있도록 돕기 위해 존재하지만, 해탈했다고 해서 물질이 사라지는 것은 아니다. 그 이유는 간단하다. 아직 해탈하지 못한 영혼이 많이 남아 있기 때문이다. 24절은 바로 이 무지(아비드야)가 영혼이 속박에서 벗어나지 못하는 근본적인 이유라고 설명한다. 물질 세계는 영혼이 무지에서 벗어날 기회를 제공하며 영혼이 이를 극복하면 카이발야라는 경지에 이르게 된다. 이 상태에서는 다시 태어나지 않으며, 고통도 완전히 사라진다(여기서는 다시 태어남이 극복해야 할 것, 즉 고통에서 벗어나야 할 대상으로 묘사되었다. 카이발야에 이르면 더 이상 윤회할 필요가 없고, 완전한 자유와 평온을 얻는다는 의미).

여기에서는 무지를 없애는 방법이 비베카viveka라고 설명된다. 비베카는 자신과 자신이 아닌 것을 올바르게 구별할 수 있게 해주는 지혜를 의미한다. 그리고 요가 수행은 이러한 분별력을 지닌 사람이 되는 길이다. 여기에서는 분별지分別智에 기반한 깨달음이 일곱 가지로 이루어진다고 말하지만 이에 대한 추가적인 분석은 내놓지 않는다. 브야사는 이 일곱 단계에 대해 나름의 해석을 제시하지만, 그의 설명이 특정 경전을 기반으로 한 것이라기보다는 그의 개인적인 사유에서 나온 것으로 보인다.

사마디 파다의 전반부에서 주목해야 할 부분은 위 구절들이 요가를 인도 종교 사상의 핵심적인 흐름 속에 놓고 있다는 것이다. 물질세계를 넘어선 참된 자아(아트만)의 존재와 세상으로부터 해탈해야 할 필요성은, 파탄잘리가 자신의 요가 철학과 가르침을 구축하는 근본 개념이다. 세상은 과거의 행위로 만들어진 결과를 감내해야 하는 고통의 장소이지만, 그 속에서도 해결책은 존재한다. 그 해결책은 영혼이 물질세계와 완전히 구별된 존재임을 깨닫는 것, 즉 분별지에서 비롯된다. 여기서 샹카라차르야ŚaṅkarĀcĀrya(샹카라Shankara라는 이름의 위대한 인도 철학자이자 성자인 인물을 가리키며, '아차르야acharya'는 스승 또는 교사를 뜻함. 샹카라차르야는 '샹카라라는 위대한 스승'이라는 뜻)의 가르침과 유사한 점을 발견할 수 있다. 그는 오직 지혜만이 카이발야에 이르는 길이라고 강조한다. 하지만 파탄잘리는 세계가 실재한다고 보는 상키야 철학의 입장을 따른다. 파탄잘리는 세계가 영혼을 속박하는 장애물이 아니라, 오히려 영혼이 해탈에 이르기 위해 반드시 거쳐야 할 과정이라고 본다.

파탄잘리는 자아와 세계에 대한 철학적 이해가 확립된 후에야 비로소 요가 수행에 대한 논의를 시작한다. 왜 요가를 수행해야 하는지에 대한 분명한 설명 없이, 무엇을 해야 하는지 제시하는 것은 의미가 없다고 보았기 때문일 것이다. 이러한 개념적 토대가 마련된 후, 이 장에서는 요가의 여덟 단계, 아쉬탕가aṣṭĀṅga에 대한 설명으로 이어진다.

요가의 여덟 단계 개요

28 yogĀṅgĀnuṣṭhĀnĀd aśuddhi-kṣaye jñĀna-dīptir Āviveka-khyĀteḥ,

요가의 수행을 통해 내면의 불순물이 점차 사라지면, 참된 지혜의 빛이 드러나고, 이를 통해 분별 지혜가 생겨난다.

29 yama-niyamĀSana-prĀṇĀyĀma-pratyĀhĀra-

dhĀraṇĀ-dhyĀna-SamĀdhayo'ṣṭĀv aṅgĀni,

요가에는 여덟 가지 수행 단계 - 윤리적 절제, 실천적 계율, 좌법, 호흡 조절, 감각의 제어, 정신 집중, 명상, 그리고 완전한 몰입 - 가 있다.

여기에서 파탄잘리는 요가 수행의 핵심 개념을 밝혀낸다. 바로 여덟 가지 수행 단계인 아쉬탕가이다. 이는 요가의 한 형태를 가리키는 용어로 사용되며, 그 이름의 유래이기도 하다. 26절에서 언급했듯이 고통의 근원인 무지는 분별지를 통해서만 제거될 수 있다. 그렇다면 이 분별지는 어떻게 얻을 수 있을까? 그 답은 바로 요가의 수행 단계를 따르는 것이다. 이제 파탄잘리는 요가의 여덟 가지 단계를 다음과 같이 제시한다. 야마[yama], 니야마[niyama], 아사나[ĀSana], 프라나야마[prĀṇĀyĀma], 프라티아하라[pratyĀhĀra], 다라나[dhĀraṇĀ], 디야나[dhyĀna], 사마디[SamĀdhi]. 이제부터 각각의 단계를 살펴보는데, 특히 첫 번째와 두 번째 단계인 야마와 니야마에 가장 큰 비중을 두고 논의가 진행된다.

야마와 니야마의 원칙

30 ahiṂsĀ-SatyĀsteya-brahmacaryĀparigrahĀ yamĀḥ,

윤리적 절제restraints에는 다섯 가지 원칙 - 비폭력, 진실성, 도둑질하지 않음, 금욕, 그리고 무소유 - 이 있다.

31 jĀti-deśa-kĀla-SamayĀnavacchinnĀḥ sĀrvabhaumĀ mahĀ-vratam,

개인의 신분, 출생, 장소, 시대, 문화와 관계없이 누구나 반드시 지켜야 하는 보편적인 서약이다.

32 śauca-Santoṣa-tapaḥ-svĀdhyĀyeśvara-praṇidhĀnĀni niyamĀḥ,

실천적 계율observances에는 다섯 가지 원칙 - 청정, 만족, 고행, 베다 낭송, 그리고 신에 대한 예배 - 이 있다.

세 구절에서 파탄잘리는 먼저 다섯 가지 '자제yamas(야마)'의 덕목과 다섯 가지 '실천niyamas(니야마)'의 덕목을 제시한다. 자제의 덕목은 바람직하지 않은 행위를 피하는 태도를 뜻하며, 실천의 덕목은 유익한 행위를 자발적으로 수행하는 것을 의미한다. 두 목록은 비교적 단순해 보이며 이어지는 구절에서 더 구체적인 설명을 덧붙인다. 하지만 이 시점에서 주목할 것은, 요가 수트라가 제시하는 수행 방식이 단순한 생활 지침을 넘어선다는 것이다. 그것은 깊은 헌신이 필요하고도 진지한 영적 여정이다. 대부분의 사람은 동서양을 막론하고 요가의 초기 단계조차 온전히 지키는 것을 어려워 한다. 그래서 파탄잘리가 말하는 전체 수련이 오직 극소수의 열정적인 구도자만을 위한, 현실과는 거리가 먼 길처럼 느껴질 수 있다.

어떤 의미에서는 이것이 사실이다. 하지만 '모 아니면 도' 식의 사고방식은 피하는 것이 좋다. 이런 극단적인 태도는 인도 사상과는 어울리지 않으며, 인도적 관점에서는 '아무것도 하지 않는 것보다 조금이라도 실천하는 것이 낫다'는 생각이 더 자연스럽다. 자제와 실천인 야마와 니야마 또한 절대적인 조건이라기보다, 수행자가 끊임없이 다가가야 할 이상으로 이해하는 것이 더 현실적일 것이다. 실제로 간디조차도 완전한 아힘사ahimsĀ(물리적인 폭력을 하지 않는다는 것을 넘어서, 말과 생각, 태도에서도 타인이나 존재에게 해를 끼치지 않는 삶의 자세)는 실현 불가능한 이상이며, 유클리드의 점Euclid's point(완벽하지만 현실에는 존재하지 않는 이상적인 개념을 설명하기 위해 비유로 사용된 표현)처럼 개념적으로 존재하는 것이라고 고백한 바 있다.

야마는 다음의 다섯 가지로 구성된다. 아힘사ahimsĀ는 해치지 않음, 비폭력의 태도이고, 사탸Satya는 진실을 말하며 거짓을 피하는 것, 아스테야asteya는 훔치지 않음, 브라마차르야brahmacharya는 성적 절제 또는 금욕, 아파리그라하aparigraha는 소유하려는 집착을 내려놓는 것이다. 이들은 모두 자제의 덕목으로, 주로 피해야 할 행위들과 관련되어 있다. 실제로 아힘사, 아스테야, 아파리그라하 세 항목은 부정 접두사 'a-'로 시작되며, '~하지 않음'이라는 형태로 표현되어 있다는 점이 이를 잘 보여준다. 절제의 삶은 흔히 사제나 종교 지도자에게

요구되는 것으로 생각할 수 있지만, 파탄잘리는 단호하다. 요가의 길을 끝까지 따르고자 한다면, 어떤 배경을 지녔든 상관 없이 누구든 이러한 삶의 태도를 실천해야 한다고 말한다.

이에 반해 니야마는 요가 수행자가 적극적으로 실천해야 할 긍정적인 덕목들이다. 그 다섯 가지는 다음과 같다. 샤우차[śauca]는 신체와 마음의 청결을 뜻하며, 산토샤[Santoṣa]는 지금 가진 것에 만족하고 끊임없이 더 많은 것을 추구하지 않는 태도이다. 타파스[tapas]는 스스로를 단련하는 종교적 수행, 스바디야야[svĀdhyĀya]는 경전의 학습과 암송, 그리고 이슈와라 프라니다나[īśvara-praṇidhĀna]는 이슈와라(신성한 존재)에 대한 헌신으로, 이는 앞서 마음의 움직임을 잠재우는 또 다른 수행 방법으로 소개된 바 있다.

다섯 가지 절제의 덕목(야마)과 다섯 가지 실천의 덕목(니야마)이 소개되었으니, 이제 이들을 차례로 살펴보겠다.

야마와 니야마를 실천하는 방법

33 vitarka-bĀdhane pratipakṣa-bhĀvanam,

실천적 계율에 어긋나는 생각이 떠오르면, 그와 반대되는 올바른 생각으로 대체해야 한다.

34 vitarkĀ hiṂsĀdayaḥ kṛta-kĀritĀnumoditĀ lobha-krodha-moha-pūrvakĀ mṛdu-madhyĀdhimĀtrĀ

duḥkhĀjñĀnĀnanta-phalĀ itipratipakṣa-bhĀvanam,
올바른 태도란 타인을 해치는 것처럼 그릇된 행위가 끝없는 고통과 무지를 초래한다는 사실을 깨닫는 것이다. 이는 모든 경우에 적용되며, 직접 저질렀든 다른 사람을 시켰든, 단순히 동조했든 차이가 없다. 또한 탐욕greed, 분노anger, 망상delusion에서 비롯된 것이든, 가벼운 수준이든, 중간 정도든, 강한 수준이든 마찬가지다.

우선, 이 두 가지 수트라는 수행자가 야마yama(행동을 절제하는 다섯 가지 규율), 니야마niyama(개인적인 수행과 덕목을 실천하는 다섯 가지 규율)를 실천하는 데 있어 결의를 다지는 방법을 제시한다. 여기서 강조되는 핵심은 자신의 행위에 대해 자각하고, 그에 따른 결과를 깊이 숙고해야 한다는 것이다. 예를 들어, 금기를 어기고 싶은 충동이 들 때, 그로 인해 따라올 고통을 떠올리면 자연스럽게 마음을 다잡을 수 있다. 이는 야마와 니야마의 모든 규율에도 동일하게 적용되는 원칙이다.

니야마의 다섯 가지 원칙

35 ahiṂsĀ-pratiṣṭhĀyĀṂ tat-SaṂnidhau vaira-tyĀgaḥ,
비폭력의 원칙이 확고해지면, 자연스럽게 모든 적대감이 사라진다.

36 Satya-pratiṣṭhĀyĀṂ kriyĀ-phalĀśrayatvam,
진실성의 원칙이 확고해지면, 말과 행동이 현실에 반영되어 그 결과가 확실해진다.

37 asteya-pratiṣṭhĀyĀṂ Sarva-ratnopasthĀnam,
도둑질하지 않는 원칙이 확고해지면, 온갖 보석과 귀한 것들이 그것을 실천하는 자에게 찾아온다.

38 brahmacarya-pratiṣṭhĀyĀṂ vīrya-lĀbhaḥ,
금욕의 원칙이 확고해지면, 강한 생명력과 에너지를 얻는다.

39 aparigraha-sthairye janma-kathantĀ-SaṂbodhaḥ,
무소유의 원칙이 확고해지면, 전생의 기억이 떠오른다.

각각의 다섯 가지 구절은 앞서 30절에서 언급된 야마 중 하나를 다루며, 각 원칙을 실천함으로써 얻게 되는 긍정적인 결과에 초점을 맞추고 있다. 비폭력의 원칙이 확고해지면, 자연스럽게 모든 적대감이 사라진다. 이는 두 가지 의미로 해석될 수 있다. 하나는 자신의 의식 안에서 모든 적대감이 사라지는 것, 그리고 타인에게 적대적인 대상으로 인식되지 않는 것이다. 한편, 진실성의 원칙이 확고해지면, 말과 행동이 현실에 반영되어 그 결과가 확실해진다. 이는 두 가지 의미로 해석될 수 있다. 하나는 모든 노력이 성공으로 이어진다는 것, 그리고 다른 하나는 행동의 본질과 그 의도에 거짓이 없기 때문에 결과가 분명해진다는 것이다.

37, 38절은 요가 수트라의 세 번째 장인 '비부티 파다Vibhūti-pĀda'를

예고하는 듯하다. 이 장에서는 요가를 깊이 실천한 이들에게 초자연적인 능력이 나타난다고 설명한다. 그리고 도둑질을 하지 않는 것, 남의 것을 탐하지 않고 정직하게 살아가는 사람에게 온갖 보석과 귀한 것들이 찾아온다고 말한다. 또 금욕의 원칙이 확고해지면, 강인한 생명력과 내적 에너지를 얻는다고 한다. 이는 탄트라Tantra(주의 에너지를 활용해 신체와 정신을 조화롭게 단련하고 영적 깨달음에 이르는 수행 체계)에서 말하는 성적 에너지와 내면의 힘의 개념과도 어느 정도 맞닿아 있다. 마지막으로 소유에 대한 집착을 내려놓으면, 이전 생의 본질을 깨닫게 될 것이다.

니야마의 다섯 가지 원칙

40 śaucĀt svĀṅga-jugupsĀ parair aSaṂSargaḥ,

청정(내적·외적 순수함)을 실천하면, 자기 육체에 대한 집착이 줄어들고, 타인과의 신체적 접촉을 피하게 된다.

41 Sattva-śuddhi-SaumanasyaikĀgryendriya-jayĀtma-darśana yogyatvĀni ca,

청정의 원칙을 실천하면, 존재가 정화되고, 성품이 온화해지며, 한 가지 대상에 집중하는 능력이 향상된다. 또한 감각을 완전히 통제할 수 있게 되며, 참된 자아atman(아트만)를 인식하는 지혜가 생긴다.

42 SantoṣĀd anuttamaḥ sukha-lĀbhaḥ,

현재 가진 것에 만족하는 태도를 기르면, 그 어떤 것과도 비교할 수 없는 깊은 행복을 얻게 된다.

43 kĀyendriya-siddhir aśuddhi-kṣayĀt tapaSaḥ,

고행을 실천하면 마음과 몸을 흐리게 하는 집착과 부정적인 요소들이 사라지고, 그 결과 신체와 감각이 정화되어 더 높은 능력을 갖추게 된다.

44 svĀdhyĀyĀd iṣṭa-devatĀ-Samprayogaḥ,

베다를 낭송하면, 내가 선택한 신을 향한 집중이 깊어지고, 직접 연결되는 경험을 하게 된다.

45 SamĀdhi-siddhir īśvara-praṇidhĀnĀt,

신을 숭배하면, 완전한 몰입 상태Samadhi(사마디)에 도달할 수 있다.

야마와 마찬가지로 니야마 또한 실천을 통해 얻을 수 있는 결과에 초점을 맞춘다. 총 여섯 소절이 소개되는데, 이 중 두 소절은 첫 번째 원칙인 청정, 즉 청결과 순수함을 다룬다. 청정은 신체적인 청결과 정신적인 순수함을 모두 포함하는 개념이며 각각 40, 41절에서 다루어진다. 신체적 청결을 실천하면 자신의 몸뿐만 아니라 타인의 몸에서도 불순함을 인식하게 된다. 이는 전통적인 인도 사상에서 의례적 순수성ritual purity과 관련이 있으며, 이 관점에서는 땀, 혈액, 정액과 같은 신체의 분비물을 가장 불결한 것으로 여긴다. 나아가 마음이 맑아지면 성품이 온화해지고, 참된 자아를 포함하여 어떤 대상에도 집중할 수 있는 능력이 생긴다. 이처럼 니야마와 요가의 궁극적인 목표는 긴밀하게 연결되어 있다.

산토샤Santoṣa, 즉 만족은 물질적 향상을 위한 끝없는 갈망과 불안에 휩싸이는 대신, 주어진 운명에 충만한 만족감을 느끼는 것이다. 여기서 핵심은 산토샤의 경지에 이르면 완전한 행복감을 느낀다는 것이다. 더는 바랄 것이 없을 만큼 충만한 상태에 이르렀기 때문이다. '타파스Tapas'는 인도 종교 문헌에서 자주 등장하는 개념으로, 극한의 육체적 고행을 통해 특별한 힘을 얻거나 특정한 소원을 성취하려는 수행과 깊이 관련되어 있다. 예를 들어, 라마야나RĀmĀyaṇa(고대 인도의 대서사시로, 라마RĀma 왕자의 모험을 다룬 이야기다. 그는 비슈누Viṣṇu의 화신으로, 악마 라바나RĀvaṇa를 물리쳐 세상의 질서를 회복하는 역할을 한다)에서는 악마 라바나가 세상을 지배할 힘을 얻기 위해 극단적인 고행(타파스)을 한다. 그의 힘이 너무 강해져 세상의 균형이 깨지자 이를 바로잡기 위해 우주의 질서를 수호하는 신 비슈누Viṣṇu가 라마RĀma의 화신으로 내려온다. 여기서 '타파스tapas'는 보다 긍정적인 의미로 쓰인 듯하지만, 본질적으로 그 개념은 동일하다. 즉 금욕적인 수행을 거듭하면 몸과 감각이 단련되고 평범한 사람은 가질 수 없는 강력한 힘을 얻게 된다는 의미다. 다시 말해, 이러한 수행을 통해 수행자는 초자연적인 능력을 갖게 된다고 보는 것이다.

스바드야야SvĀdhyĀya는 일반적으로 베다Veda의 독송을 의미하며, 인도 브라만 공동체에서 오랫동안 이어져 온 전통이다. 이 단어는 특정 경전을 조용히 암송하는 것을 의미하기도 한다. 여기서는 스바드야야가 베다 독송을 의미하는 것으로 보인다. 독송을 통해 자신이 숭배하는 신, 이슈타 데바타iṣṭa-devatĀ와 연결될 수 있다고 하는데, 이는 베다 삼히타Saṁhitā(베다 문헌에서 가장 오래된 부분으로, 신들에게 바치는 찬가와 기도로 이루어진 경전) 부분의 찬가에서 찬미되는 베다 신들을 가리키는 것으로 보인다.

마지막으로, 이쉬와라 프라니다나Īśvara-praṇidhĀna 즉 신에 대한 헌신은 니야마의 하나로 소개되지만, 본질적으로는 사마디 파다SamĀdhi-pĀda에서 설명된 것과 같은 방식으로 제시된다. 요가의 완성에 도달하는 하나의 방법으로, 다른 수행과 병행하거나 그 자체로 실천할 수 있는 방법으로 여겨진다. 이것은 요가와 힌두교의 신앙적 전통이 긴밀하게 연결되어 있다는 사실을 다시 한 번 보여준다. 특히 고전 시대에는 요가가 단순한 수행을 넘어 신에 대한 헌신으로 여겨졌으며, 이러한 특징은 바가바드 기타Bhagavad-gita(힌두교의 대표적인 성전으로 마하바라타의 한 부분이다. 크리슈나 신이 아르주나에게 전하는 가르침을 담고 있으며, 요가, 신에 대한 헌신, 의무와 깨달음에 대한 철학적 사상을 다루고 있다. 힌두교 신앙과 요가 수행의 관계를 가장 잘 보여주는 경전 중 하나로 여겨진다)에서 가장 뚜렷하게 드러난다.

야마와 니야마가 가져오는 결과에 대해 살펴본 만큼, 파탄잘리는 계속해서 아쉬탕가 요가의 개념을 확장하며 다음 단계인 아사나 수련을 설명한다.

아사나ASana 수련

46 sthira-sukham ĀSanam,

좌법은 안정적이고 편안해야 한다.

47 prayatna-śaithilyĀnanta-SamĀpattibhyĀm,

이는 지나친 힘을 빼고, 무한한 존재와의 일체감을 느낄 때 이루어진다.

48 tato dvandvĀnabhighĀtaḥ,

그때부터 존재의 상반된 상태들(이원성, 즉 상반되는 두 가지 개념이나 상태. 예: 즐거움과 고통, 생명과 죽음 등)로 인한 고통이 사라진다.

아사나 수련은 현대 요가의 핵심이며, 요가의 본질이라고 해도 과언이 아니다. 그러나 파탄잘리는 요가 수트라에서 아사나에 대해 단 세 구절만 할애했을 뿐, 하타 요가Hatha Yoga(전통적인 요가의 한 갈래로, 신체적인 수행을 강조하는 요가 체계)에서 취하는 다양한 신체 자세를 권장했다는 흔적은 찾아볼 수 없다. 오히려 파탄잘리가 말하는 아사나는 문자 그대로의 의미, 호흡 수행과 집중 수련을 위해 취하는 앉은 자세로 이해되는 듯하다. 46절에서는 이상적인 아사나를 설명하며 '안정된', '편안한' 자세라고 설명한다. 이러한 묘사는 《바가바드 기타》(6.11)에서도 유사하게 등장한다.

47절은 안정되고 편안한 아사나를 위한 두 가지 요소를 다소 모호하게 표현한다. 하나는 힘을 빼는 것이다. 아사나가 지나친 긴장이나 애쓰는 노력 없이 자연스럽게 유지되어야 함을 뜻한다. 자세를 유지하기 위해 끊임없이 힘을 들여야 한다면 분명 방해가 될 수밖에 없다. 앞서 1장(41~46절)에서도 사마파띠SamĀpatti라는 용어가 등장했는데, 이는 '사마디(삼매)'에 이르는 첫 단계로 설명된 바 있다. 따라서 아난타 사마파띠ananta-SamĀpatti란 끝없는 것, 궁극적으로는 아트만에 대한 정신의 몰입을 의미한다. 이것이 아사나 수행과 어떻게 연결되는지는 명확하지 않지만, 깊은 명상 상태에 이르면 자연스럽게 앉은 자세가 안정되고 편안해진다고 암시하는 것일 수도 있다. 이 내용은 48절의 내용과 일치하는 것으로 보인다. 이러한 경지에 도달하면 더 이상 열과 추위, 기쁨과 고통 같은 이원성의 영향을 받지 않게 되며 원하는 아사나를 지속하는 데 어려움이 없어진다고 설명하고 있다.

요가 수트라에서는 아사나를 수련의 일부로 포함하고 있지만, 이후 하타 요가에서처럼 중심적인 요소로 다루지는 않는다. 파탄잘리의 요가는 현대의 수련과 완전히 분리된 것은 아니지만, 오랜 세월에 걸쳐 상당한 변화를 거쳐 왔다.

프라나야마PrĀnayĀma 수련

49 tasmin Sati śvĀSa-praśvĀSayor gati-vicchedaḥ prĀṇĀyĀmaḥ,

이 상태에 이르면, 들숨과 날숨의 움직임을 제어할 수 있게 된다. 이것이 바로 프라나야마이다.

50 bĀhyĀbhyantara-stambha-vṛttir deśa-kĀla-
SaṁkhyĀbhiḥ paridṛṣṭo dīrgha-sūkṣmaḥ,
호흡의 움직임은 외적, 내적, 그리고 고요하게 유지되는 상태로 나뉜다. 이는 장소, 시간, 횟수에 맞춰 조절할 수 있으며, 깊고 강렬하거나 얕고 부드럽게 이루어진다.

51 bĀhyĀbhyantara-viṣayĀkṣepī caturthaḥ,
네 번째 종류의 프라나야마는 외적 호흡과 내적 호흡의 움직임을 넘어서, 호흡을 멈추고 고요한 상태로 진입하는 단계이다.

52 tataḥ kṣīyate prakĀśĀvaraṇam,
이렇게 하면 깨달음을 가리는 장막이 점차 사라진다.

53 dhĀraṇĀsu ca yogyatĀ manaSaḥ,
마음은 다양한 형태의 다라나dharana(집중)에 적합하게 준비된다.

다섯 절에서 파탄잘리는 팔지 요가의 네 번째 단계인 프라나야마pranayama, 호흡 조절 수행에 대한 통찰을 제시한다. 그러나 먼저 주목해야 할 점은 이에 대한 구체적인 설명을 제공하지 않아 이 구절만으로는 호흡 조절을 실제로 수행해내기가 불가능에 가깝다는 것이다. 저자가 체계적인 호흡 실천법을 상세하게 안내하려는 의도가 없음을 보여준다.

그렇다면 이 구절들은 '프라나야마'에 대해 무엇을 말하고 있을까? 먼저, 호흡 조절 수행은 아사나를 완전히 익힌 후에 실천할 수 있으며, 들숨과 날숨, 호흡의 멈춤 또는 유지를 포함한다. 이 수행은 장소와 시간에 따라 조절되며, 단계적으로 세분될 수 있고, 깊거나 얕은 방식으로 실천할 수 있다. 여기서 정확하게 어떤 의미를 담고 있는지는 명확하지 않지만, 들숨, 숨을 머금는 시간, 날숨, 그리고 다음 들숨 전의 정지를 일정한 리듬과 시간에 맞춰 조절해야 한다는 뜻으로 보인다. 이 과정은 깊고 긴 호흡으로, 때로는 가볍고 부드러운 호흡으로 수행될 수 있다. 현대 요가 수행자들에게도 익숙한 호흡법이며, 파탄잘리가 이해한 프라나야마의 본질은 호흡에 규칙성을 부여하는 것임이 분명해 보인다.

이 과정에는 들숨과 날숨을 넘어서는 네 번째 단계가 존재한다. 그 정확한 의미는 분명하지 않지만, 일정한 경지에 이르면 더 이상 외부적인 조절이 필요하지 않고, 자연스럽게 호흡하며 본능적인 흐름으로 자리 잡는다는 뜻으로 보인다. 브야사VyaSa(가장 오래된 주석서로 알려진 《요가 바샤Yoga BhĀṣya》를 저술한 인물이다. 파탄잘리가 요가의 개념을 정리했다면, 브야사는 이를 해석하고 깊이 있는 설명을 덧붙였다. 그의 주석 덕분에 《요가 수트라》는 더 구체적인 의미를 갖게 되었고, 후대 요가 철학의 발전에 큰 영향을 미쳤다)는 네 번째 단계가 호흡이 완전히 멈춘 상태라고 해석하지만, 이는 구절 자체에서 말하는 범위를 넘어선 해석이라 할 수 있다.

52, 53절에서는 호흡 조절 수행이 가져오는 결과를 설명한다. 먼저, 빛(지혜)의 장막 또는 앎을 가리는 장애물prakĀśa Āvaraṇa(프라카샤 아바라나)이 약화된다. 지혜의 빛이 드러나는 것을 가로막는 무지의 장막이 걷힌다는 의미로 볼 수 있지만, 진정한 자아의 영적 빛이 점점 더 선

명해진다는 뜻으로도 해석될 수 있다. 둘째로, 호흡을 조절하는 수행법은 마음에 깊은 영향을 미쳐 다음 장에서 논의될 다라나(집중) 수행을 더욱 원활하게 할 수 있도록 돕는다. 호흡이 정신에 어떻게 적용되는지 구체적으로 설명하지는 않지만, 깊은 평온을 유도하여 집중력과 명확한 초점을 유지하기 쉽게 만드는 역할을 하는 것으로 보인다. 주목할 점은 파탄잘리에게 호흡 조절은 요가의 더 높은 깨달음을 위한 준비 단계 중 하나라는 것이다.

프라티야하라Pratyahara의 실천

54 sva-viṣayĀSamprayoge cittasya svarūpĀnukĀra ivendriyĀṇĀṁ pratyĀhĀraḥ,

프라티야하라는 감각이 각자 인식하는 대상을 벗어나 그 본질을 마음과 같게 만드는 상태이다.

55 tataḥ paramĀ vaśyatendriyĀṇĀm,

이러한 방식으로 감각을 완전히 다스릴 수 있게 된다.

2장의 마지막 두 절에서는 팔지 요가 여덟 단계 가운데 다섯 번째인 프라티아하라PratyĀhĀra를 다룬다. 이는 일반적으로 감각을 외부 대상으로부터 거둬들이는 수행, 곧 외부 자극과의 연결을 끊고 감각의 방향을 내면으로 돌리는 과정으로 이해된다. 이렇게 간략하게 다루어졌다는 게 의외일 수도 있다. 마하바라타와 요가 수트라 모두에서 요가의 궁극적 목표인 참된 자아의 깨달음은 감각적 인식이 멈출 때 비로소 가능하다고 강조하고 있기 때문이다.

두 절에서는 호흡 조절의 정의만 제시할 뿐, 이를 어떻게 실천할지 조언하지 않고 있으며 그로 인해 어떤 결과를 얻을 수 있는지 설명하지 않는다. 다만, 감각이 더 이상 외부 대상(소리, 형상, 향기, 맛, 촉감)과 접촉하지 않고, 마음속으로 거두어지는 상태라고만 한다. 결국 감각을 내면으로 돌리는 것이 곧 감각을 통제하는 길이라는 뜻이다. 이제 팔지(여덟 단계) 요가 중 다섯 단계를 설명하였다. 다음 장에서는 이 수행 과정을 철저하게 따를 때 얻을 수 있는 결과를 다루지만, 그에 앞서 남은 세 단계 - 집중dhĀraṇĀ(다라나), 명상dhyĀna(디야나), 사마디SamĀdhi(명상이 절정에 이른 상태) - 를 논의하며 내용을 마무리할 필요가 있다.

코끼리나 다른 동물의 힘에 대해 깊은 명상인 삼야마를 수행하면,

그들의 힘을 얻게 된다.—III.24

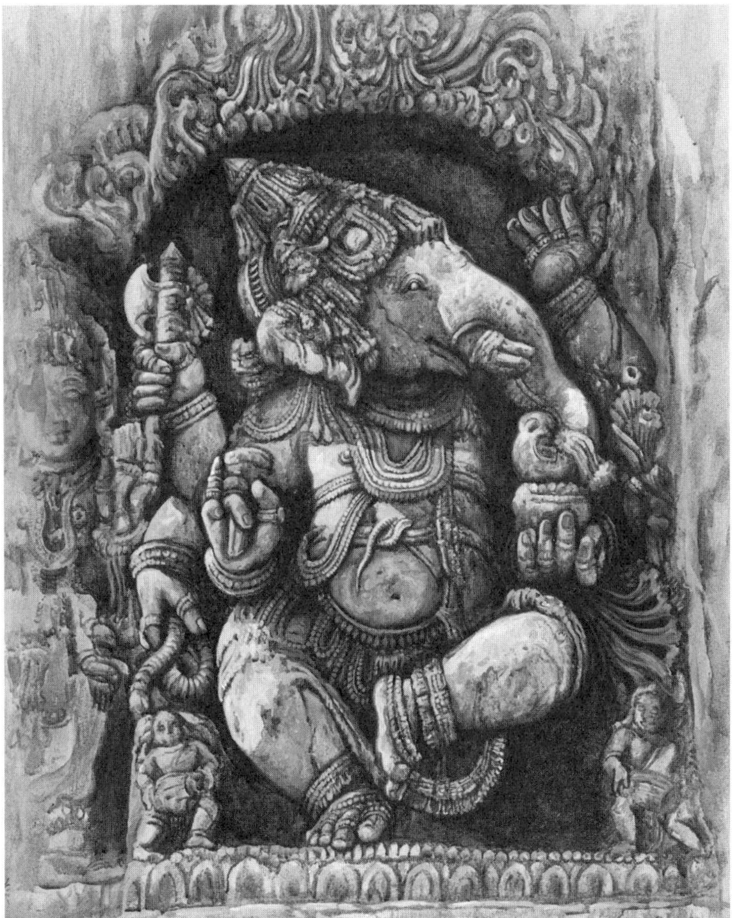

VIBHŪTI-PĀDA

3장

비부티 파다

'비부티vibhūti'라는 단어는 일반적으로 영광이나 풍요를 의미하지만, 요가 수트라의 세 번째 장에서는 요가 수련을 통해 수행자가 얻을 수 있는 신비로운 능력을 뜻한다. 이 장에서 파탄잘리는 요가 수련을 통해 얻을 수 있는 초자연적인 능력siddhi에 대해 자세하게 설명하며, 이를 통해 수행자가 경험할 수 있는 경이로운 가능성을 밝힌다. 여기에서 말하는 '비부티'는 앞서 제시된 수행법을 온전히 따를 때 얻게 되는 기적적인 성취와 결과를 의미한다.

먼저 요가의 여덟 단계에 대한 논의를 마무리해야 하므로, 이 장은 집중dhĀraṇĀ, 명상dhyĀna, 사마디SamĀdhi의 의미를 간략하게 설명하는 것으로 시작된다. 이 마지막 세 단계는 서로 밀접하게 연결되어 있으며, 하나의 연속된 과정으로 다뤄진다. 이를 삼야마Samyama라고 하며, 요가 수련의 정수로 여겨진다. 삼야마는 앞의 다섯 단계를 넘어서는 궁극적인 실천이며, 이 단계에서 비로소 의식의 흔들림이 완전히 멈춘 상태citta-vṛtti-nirodha(치타 브리띠 니로다)에 이르게 된다.

14절부터는 다소 예상 밖의 방향으로 전개된다. 파탄잘리는 삼야마의 힘을 다양한 대상에 적용함으로써 수행자가 얻을 수 있는 초자연적인 능력을 설명하기 시작한다. 그는 이러한 능력을 상세하게 나열하며, 각각을 얻는 방법도 함께 설명한다. 그러나 이 장을 면밀히 읽어보면, 이러한 능력들 사이에 중요한 구분이 존재한다는 점을 알 수 있다. 즉 현세에서 활용할 수 있는 능력과 절대적 (치타 브리띠 니로다) 경지에 도달할 수 있도록 도움을 주는 능력이 명확하게 구별된다는 것이다. 카이발야는 수행자가 현상의 세계를 넘어 순수한 영적 영역으로 이끄는 궁극적인 해탈의 상태에 있다고 말한다. 이 두 가지 결과 사이에서 논의가 오가는 방식은 때론 미묘하여, 어느 쪽을 의미하는지 분명하지 않을 때도 있다. 그러나 여러 차례에 걸쳐, 수행자가 얻을 수 있는 신비로운 능력이 요가가 추구하는 궁극적인 목표가 아님이 명확히 드러난다. 오히려 이러한 능력은 카이발야에 이르는 데 걸림돌이 될 수 있고, 그것을 내려놓아야만 비로소 도달할 수 있다. 이 장을 읽어 나가며, 우리는 이 점을 특히 주의 깊게 살펴볼 것이다.

파탄잘리가 마법과 초자연적인 능력을 논의하는 부분은 자연스럽게 그의 가르침을 신뢰할 수 있는지에 대한 의문을 불러일으킨다. 현대인들은 기적을 쉽게 믿지 않으며, 오히려 요가가 매력적인 이유 중 하나는 초자연적인 신앙이 아닌 실제 경험을 통해 검증할 수 있는 수행이라는 점에 있다. 그렇다면 3장, '비부티 파다Vibhūti-pĀda'에서 다루는 초자연적인 능력에 대한 내용은 어떻게 받아들여야 할까?

《바가바드 기타》와 《마하바라타》에서 요가에 대해 논의할 땐 초자연적인 능력에 대해서는 언급하지 않는다. 다만 《마하바라타》에 등장하는 여러 이야기 속에서는 요기들이 이러한 능력을 지닌 존재로 묘사되기도 한다. 또 현대 인도에서는 성인이나 수행자가 초자연적인 기적을 행할 수 있다는 믿음을 가지고 있으며, 때로는 그러한 능력이 기대되기도 한다. 그렇다면 요가 수트라의 세 번째 장에서 언급되는 이러한 주장들이 전체 경전의 신뢰성을 흔들지는 않는가? 만약 파탄잘리가 요가에 대해 현실적으로 불가능한 주장을 하고 있다면, 그의 가르침이 다른 장에서는 다르다고 믿을 근거가 있을까?

이 질문에 대한 답은 없으며, 사람마다 결론이 다를 수 있다. 초자연적 현상이 일어날 가능성을 완전히 배제하는 것이 지나치게 경직된 태도라고 볼 수도 있지만, 반대로 요가의 다른 가르침들은 문화적 맥락에서 다소 과장되었더라도 개인적인 경험을 통해 충분히 검증될 수 있으므로 그 자체로 부정할 필요는 없다고 생각할 수도 있다. 나 역시 이 문제에 대해 명확한 해답을 제시할 수는 없지만, 요가 수트라의 가르침을 온전히 이해하려면 이 질문들을 깊이 고민할 필요가 있다고 본다.

다라나DhĀraṇĀ, 디야나DhyĀna, 사마디SamĀdhi

1 deśa-bandhaś cittasya dhĀraṇĀ,

다라나는 마음을 하나의 대상이나 지점에 고정해 집중하는 상태이다.

2 tatra pratyayaika-tĀnatĀ dhyĀnam,

디야나는 마음의 집중이 그 하나의 대상에 계속해서 유지되는 상태이다.

3 tad evĀrtha mĀtra-nirbhĀSaṂ svarūpa-śūnyam iva SamĀdhiḥ,

사마디는 대상만이 의식을 완전히 채우고, 그 대상이 외부의 형태를 벗어나 순수한 존재로만 인식되는 상태이다.

첫 세 구절은 파탄잘리가 요가의 여덟 가지 단계(아쉬탕가)에 대한 논의를 마무리하는 것처럼 보인다. 그러나 실제로는 이 내용이 끝난 것이 아니라, 삼야마라는 개념으로 이어져 더 깊이 있게 탐구한다. 여기에서도 집중dhĀraṇĀ(다라나), 명상dhyĀna(디야나), 사마디SamĀdhi(명상이 절정에 이른 상태)가 서로 연결되어 있음이 분명하다. 집중은 간단히 말해 의식을 한 지점에 고정하는 것, 즉 한 대상에만 집중하는 상태로 정의된다. 흐트러짐 없이 지속적으로 집중하는 것을 명상이라고 한다. 즉 명상은 집중이 끊임없이 이어지는 상태라고 볼 수 있다.

이 과정이 한 단계 더 깊어지면 집중이 더욱 강해져, 대상이 의식을 가득 채우게 된다. 이때 대상의 속성과 관련된 생각조차 사라지고 나면 순수한 몰입 상태에 이르게 된다. 바로 이 완전한 상태 즉 의식적인 사고를 초월한 상태가 사마디(삼매)이다. 파탄잘리의 요가에 대한 정의를 돌아보면, 사마디는 그가 말한 치타 브리띠 니로다, 마음의 움직임을 완전히 멈춘 상태와 같다는 것을 알 수 있다. 그러나 여기서 사마디는 단순히 하나의 정신 상태, 의식의 상태로 설명되며, 반드시 무지를 깨닫고 해소하는 것이 해탈에 이르는 과정과 동일한 것은 아니다. 사마디가 해탈을 이루는 데 도움이 될 수 있지만, 사마디에 도달한다고 해서 반드시 해탈하는 것은 아니다. 이 점은 이 장에서 다루게 될 초자연적인 능력인 비부티vibhūti 논의를 통해 더욱 분명해질 것이다.

삼야마Samyama 요가 수행의 본질

4 trayam ekatra Saṁyamaḥ,

이 세 가지(다라나, 디야나, 사마디)가 하나의 대상에 집중될 때, 이를 '삼야마'라고 한다.

5 taj-jayĀt prajñĀlokaḥ,

삼야마를 통해 얻는 집중과 명상은 세상과 자신을 깊이 이해할 수 있도록 한다.

6 tasya bhūmiṣu viniyogaḥ,

이 과정은 점진적인 단계들을 거쳐 숙련된다.

7 trayam antar-aṅgaṂ pūrvebhyaḥ,

이 세 가지는 요가의 본질을 이루며, 다른 수행 단계들을 초월한다.

8 tad api bahir-aṅgaṂ nirbījasya,

그러나 그것들 또한 '무종자 요가' 즉 어떤 원인이나 결과에도 의존하지 않는 궁극적인 요가의 영역 밖에 있다.

이 다섯 구절에 따르면, 아쉬탕가의 마지막 세 가지 단계가 '삼야마Samyama'라는 하나의 과정으로 간주된다. 이후로는 이 세 단계가 사실상 하나의 흐름으로 이어진다. 5절에서는 삼야마를 통해 프라즈냐 알로카prajna aloka, 즉 지혜의 빛이 드러난다고 설명한다. 영혼을 속박하는 원인이 이미 무지로 규정된 만큼, 삼야마는 영혼이 속박에서 벗어나 완전한 자유와 해탈의 경지인 카이발야에 이르는 길임을 보여준다.

6절은 요가의 최고 경지가 점진적으로 단계별로 이루어진다고 말한다. 수련의 결실이 한순간에 나타나지 않기 때문이다. 앞선 다섯 단계의 수행이 지닌 본질이자 목적과 맞닿아 있고, 이를 통해 파탄잘리가 아사나asana(요가 수련에서 신체적 자세), 프라나야마pranayama(호흡 조절 수행), 프라티아하라pratyahara(감각 통제)를 어떻게 바라보았는지를 짐작할 수 있다. 하지만 궁극적으로는 완벽한 다라나와 디야나를 통해 도달하는 사마디조차 넘어서는 경지가 존재한다고 말한다.

다라나dharana(집중)와 디야나dhyana(명상)는 모두 특정한 대상에 의식을 집중하는 것이다. 이 과정을 거쳐 도달하는 사마디는 '사-비자 사마디Sa-bīja Samadhi', 즉 씨앗이 있는 사마디라고 불린다. 여기서 '씨앗'은 아직 마음이 특정한 대상을 붙들고 있다는 것을 의미한다. 그러나 이 상태는 궁극적인 깨달음의 완전한 경지는 아니다. 진정한 해탈은 어떠한 대상에도 의존하지 않는 니르-비자 사마디nir-bīja Samadhi, '씨앗 없는 사마디'에서 이루어진다. 이는 모든 집착과 구속에서 벗어나 순수한 의식만 남아 있는 상태다.

삼야마를 통한 변화

9 vyutthĀna-nirodha-SaṁskĀrayor abhibhava-prĀdurbhĀvau nirodha-kṣaṇa-cittĀnvayo nirodha-pariṇĀmaḥ,

마음의 움직임을 제한하면, 기존의 잠재되어 있던 인상들이 힘을 잃고, 대신 절제와 평온의 잠재된 인상들이 자리 잡게 된다. 이러한 마음의 상태는 움직임이 억제되는 바로 그 순간에 나타난다.

10 tasya praśĀnta-vĀhitĀ SaṁskĀrĀt,

이 새로운 형태의 잠재된 인상이 마음에 자리 잡으면, 그로부터 깊은 평온함이 흘러나온다.

11 arvĀrthataikĀgratayoḥ kṣayodayau cittasya SamĀdhi pariṇĀmaḥ,

마음이 세상의 온갖 대상에서 물러나고 오직 하나에 온전히 집중할 때, 의식은 사마디로 향하는 깊은 변화를 맞이한다.

12 tataḥ punaḥ śĀntoditau tulya-pratyayau cittasyaikĀgratĀ-pariṇĀmaḥ,

마음이 한곳에 온전히 집중되는 변화는, 어떤 생각으로 고요할 때든 새롭게 떠오를 때든 흔들림 없이 같은 형태를 유지할 때 일어난다.

13 etena bhūtendriyeṣu dharma-lakṣaṇĀvasthĀ pariṇĀmĀ

vyĀkhyĀtĀḥ,

이처럼 나는 이제 근본적인 본성이 어떻게 변화하는지, 그것의 특징은 무엇인지, 그리고 물질적 요소와 감각이 어떤 상태에 있는지를 설명하였다.

요가 수트라 3장은 삼야마를 완전히 익힘으로써 얻을 수 있는 결과가 무엇인지를 다룬다. 삼야마는 요가의 여덟 단계 중 마지막 세 단계로, 이를 터득하려면 앞선 다섯 단계를 먼저 숙달해야 한다. 그러나 파탄잘리는 본격적으로 삼야마에 대해 설명하기에 앞서, 먼저 그것이 어떻게 이러한 변화를 일으키는지 짚고 넘어간다. 그는 다섯 구절을 통해 삼야마가 완성될 때 인간의 의식에 어떤 변화가 일어나는지 말하며, 이를 통해 삼야마가 단순한 집중이 아닌 내적 변화를 이끄는 과정임을 밝힌다.

이 장의 핵심은 의식의 변화인 파리나마parinĀma다. 삼야마를 통해 수행자의 마음은 완전히 다른 차원으로 변하며, 보통의 마음과는 본질적으로 달라진다. 이 변화는 9절에서 삼스카라Samskara, 마음에 남은 인상 또는 흔적과 연결하여 설명된다. 삼스카라는 경험과 행동이 남긴 인상으로, 우리의 생각과 반응을 형성한다. 삼야마를 실천하면 기존의 삼스카라인 인상이나 흔적이 서서히 사라지고, 그 자리를 절제의 삼스카라가 대신하게 된다. 이 과정에서 깊은 고요함이 찾아오고 마음은 점점 더 맑아진다. 그러나 8절에서 언급되듯, 절제의 삼스카라조차도 궁극적으로는 초월해야 한다. 이는 니르-비자nir-bīja, 씨앗 없는 상태의 의식으로 나아가기 위한 과정이다. 절제의 삼스카라가 도움이 되긴 하지만, 완전한 깨달음에 이르려면 이마저도 내려놓아야 한다.

11, 12절에서 그 변화를 더욱 자세하게 설명한다. 핵심은 외부 세계에 대한 인식이 사라지고, 오직 하나의 대상에만 집중하는 상태로 전환되는 것이다. 인식은 더 이상 바깥으로 향하지 않고 온전히 내면으로 집중되며, 이 과정에서 생각과 개념화의 흐름이 멈추게 된다. 사유의 대상은 의식 속으로 들어오지만, 여전히 잠재된 개념의 상태에 머문다. 결국 이것은 '마음의 작용을 멈추는 것'이라는 '치타 브리띠 니로다'가 무엇을 의미하는지 구체적으로 보여준다. 이러한 변화는 수행자의 의식을 근본적으로 바꾸며, 내면의 고요함과 깊은 몰입 상태로 이끈다.

삼야마를 통한 과거와 미래에 대한 통찰

14 śĀntoditĀvyapadeśya-dharmĀnupĀtī dharmī,

어떤 것이 근본적인 본성을 가진다고 할 수 있으려면, 그것이 조용히 머물러 있을 때나 새롭게 생겨날 때, 혹은 겉으로 보이는 특징이 전혀 없을 때도 변함없이 존재해야 한다.

15 kramĀnyatvaṂ pariṇĀmĀnyatve hetuḥ,

변화가 진행되는 방식이 다르면, 그로 인해 이루어지는 변화의 본질도 달라진다.

16 pariṇĀma-traya-SaṁyamĀd atītĀnĀgata-jñĀnam,
세 가지 변화에 대해 삼야마를 수행하면 과거와 미래에 대한 지혜를 얻을 수 있다.

이 절들은 삼야마를 통해 과거와 미래를 아는 능력이 생긴다고 설명하지만, 그 의미는 다소 모호하다. 이에 대해 브야사는 보다 명확한 해석을 제시한다. 그에 따르면, 14절에서 언급된 샨타śĀnta(고요한), 우디타udita(떠오르는), 아비야파데샤avyapadeśya(형태가 없는)라는 단어들은 각각 과거, 현재, 미래를 뜻한다. 사물의 변화는 이러한 시간의 흐름 속에서 일어나며, 이 변화 과정이 곧 존재의 본질을 형성한다. 이 관점을 받아들이면, 삼야마를 통해 과거와 미래를 통찰할 수 있다는 것이 더욱 분명해진다. 변화의 본질을 꿰뚫어 보면, 시간의 흐름 속에서 사물의 과거와 미래가 하나의 흐름으로 이어져 있음을 볼 수 있게 된다.

그리고 이어지는 구절들은 삼야마를 완전히 터득하게 되면 원하는 대상에 자유롭게 적용할 수 있음을 보여준다. 파탄잘리는 이 장에서 다양한 초자연적 능력을 얻기 위해 어떤 형태의 삼야마를 실천해야 하는지 설명한다. 그중 첫 번째로 등장하는 능력은 투시clairvoyance로, 마치 점술가나 예언가들이 미래를 볼 수 있다고 주장하는 것과 비슷하다. 이 장을 따라가다 보면 수행자들이 삼야마를 통해 얻는다는 신비로운 능력들이 마치 마법처럼 나열되어 있다. 하지만 이런 능력들은 현실에서 접하기 어려우며 그만큼 삼야마를 완벽하게 실천해 경지에 도달한 이들이 극히 드물다고 볼 수 있다.

다섯 가지 추가 능력

17 śabdĀrtha-pratyayĀnĀm itaretarĀdhyĀsĀt Saṅkaras tat pravibhĀga-SaṁyamĀt Sarva-bhūta-ruta-jñĀnam.
단어와 그 의미, 그리고 그것이 나타내는 개념이 서로 겹치면서 혼동이 발생하지만, 이들 사이의 차이에 대해 삼야마를 적용하면 모든 존재의 언어를 이해하는 지혜를 얻을 수 있다.

18 SaṁskĀra-sĀkṣĀt-karaṇĀt pūrva-jĀti-jñĀnam.
마음속에 잠재된 인상을 직접 통찰하면 자신의 과거 생에 대한 지혜를 얻을 수 있다.

19 pratyayasya para-citta-jñĀnam.
분명히 드러난 개념을 꿰뚫어 볼 때, 타인의 마음을 읽는 지혜를 얻는다.

20 na ca tat sĀlambanaṂ tasyĀviṣayī bhūtatvĀt.
그러나 이 지혜는 타인이 떠올리는 대상의 본질까지는 미치지 않는다. 그것은 수행자의 인식 안에 있지 않기 때문이다.

21 kĀya-rūpa-SaṁyamĀt tad-grĀhya-śakti-stambhe cakṣuḥ prakĀśĀSaṁprayoge 'ntardhĀnam.

몸의 형상에 삼야마를 수행하면, 자기 자신에 대한 감각이 희미해지고, 시선의 빛과 접촉하지 않으면, 타인의 인식에서 사라지는 능력을 얻게 된다.

22 sopakramaṁ nirupakramaṁ ca karma tat-SaṁyamĀd aparĀnta-jñĀnam ariṣṭebhyo vĀ.

카르마는 때로 그 결과를 드러내고, 때로 아직 머물러 있기도 하다. 이 두 가지에 삼야마를 수행하면 삶과 죽음의 흐름을 이해하고, 때로는 죽음의 시기조차 예견할 수 있다.

피부티 파다는 삼야마를 적용하면 어떤 초자연적인 능력이 발현되는지 절마다 설명해 나간다. 내용이 마치 목록처럼 나열되다 보니, 앞선 논의만큼 깊이 다룰 필요는 없을지도 모른다. 그러나 핵심은 따로 있다. 파탄잘리는 단순한 초능력의 나열을 넘어, 더 높은 영적 성취로 논의를 확장한다. 삼야마를 통해 얻게 되는 능력들은 마치 화려한 유혹처럼 보이지만, 진정한 목표는 여기에 있지 않다. 궁극적으로 이 모든 과정은 해탈, 즉 카이발야로 나아가는 길이다. 신비로운 힘이 아니라, 윤회의 굴레에서 벗어나 완전한 자유를 얻는 것. 그것이야말로 요가를 수행하는 진정한 이유다.

여기서 여섯 절에 걸쳐 다섯 가지 신비로운 능력이 소개된다. 19절에서는 타인의 마음을 읽는 능력을 설명하고, 20절에서는 이에 대한 추가 정보를 덧붙인다. 이 다섯 가지 능력은 마치 닫혀 있던 감각의 문이 하나씩 열리는 과정과 같다. 다양한 생물의 언어를 이해하는 능력은 세상의 소리를 새로운 시각으로 듣는 것이고, 자신의 과거 생애를 아는 것은 깊이 잠겨 있던 기억의 서랍을 여는 것과 같다. 타인의 마음을 읽는 능력은 물결처럼 흐르는 생각을 포착하는 것이며, 보이지 않게 되는 능력은 그림자가 빛 속으로 사라지듯 존재를 감추는 힘을 말한다. 마지막으로 자신의 죽음을 예견하는 능력은 시간의 흐름을 따라가 생의 끝을 미리 볼 수 있는 통찰을 뜻한다. 이 모든 능력은 특정한 대상에 삼야마를 수행함으로써 얻을 수 있지만, 몇몇 경우에는 그 대상이 무엇인지 명확히 드러나지 않는다. 이제 파탄잘리가 요가 수행을 통해 얻을 수 있다고 말하는 더 높은 차원의 능력들을 하나씩 살펴보자.

다섯 가지 추가 능력

23 maitryĀdiṣu balĀni,

선의와 같은 덕목에 깊이 집중하면 그에 걸맞은 힘이 깃든다.

24 baleṣu hasti-balĀdīni,

코끼리나 다른 동물의 힘에 깊이 삼야마를 발휘하여 집중하면, 그 힘이 내 것이 된다.

25 pravṛtty-Āloka-nyĀsĀt sūkṣma-vyavahita-viprakṛṣṭa-jñĀnam,

삼야마의 빛을 통해 보이지 않는 것, 감춰진 것, 그리고 먼 곳의 진리를 깨닫게 된다.

26 bhuvana-jñĀnaṂ sūrye SaṁyamĀt.

태양에 대한 삼야마를 통해, 다른 세계들에 대한 지혜를 얻을 수 있다.

27 candre tĀrĀ-vyūha-jñĀnam.

달에 대한 삼야마를 통해, 별들의 위치와 움직임을 이해할 수 있다.

여기서 파탄잘리는 다섯 가지 능력인 발라니balĀni를 설명한다. 이는 단순한 힘이나 재능이 아닌 삼야마를 통해 얻을 수 있는 특별한 능력들이다. 코끼리나 강한 야수와 같은 힘을 갖게 되는 것, 숨겨진 것이나 먼 곳에서 일어나는 일을 아는 것, 다른 세계에 대한 지식을 얻는 것, 그리고 별들의 움직임을 이해하는 능력이 그것이다. 이러한 능력들은 특정한 대상에 삼야마를 수행함으로써 얻어진다고 설명하지만, 25절에서는 기존의 삼야마 방식과 차이를 보인다. 여기서는 대상을 마음에 고정하는 냐사nyĀSa를 그 방법으로 제시한다.

다섯 가지 추가 능력

28 dhruve tad-gati-jñĀnam.

북극성Dhruva(드루바)에 대한 삼야마를 수행하면 별들의 움직임에 대한 지식을 얻을 수 있다.

29 nĀbhi-cakre kĀya-vyūha-jñĀnam,

단전에 삼야마를 수행하면 신체의 작용 원리를 알 수 있다.

30 kaṇṭha-kūpe kṣut-pipĀsĀ-nivṛttiḥ,

목의 오목한 부분(인후)을 대상으로 삼야마를 수행하면, 허기와 갈증에 더 이상 영향을 받지 않게 된다.

31 kūrma-nĀḍyĀṂ sthairyam,

목 아래쪽 또는 가슴 부근 대한 삼야마를 수행하면, 내면의 평정과 확고한 집중력을 얻게 된다.

32 mūrdha-jyotiṣi siddha-darśanam,

머릿속 빛을 대상으로 삼야마를 수행하면, 신적 존재나 초월적 존재를 볼 수 있는 능력이 생긴다.

파탄잘리는 여기서도 앞서 설명한 논리의 흐름을 이어가며, 삼야마를 특정 대상에 적용하면 어떤 능력이 발현되는지 말한다. 먼저 삼야마를 북극성에 수행하면 별들의 움직임을 꿰뚫어 볼 수 있다고 한다. 이는 점성학적 연구에 유용한 능력으로 여겨진다. 다음으로 배꼽 nĀbhi에 집중하면 신체 기관의 작동 원리를 이해할 수 있다고 한다. 이는 마치 연못 속을 들여다보는 것처럼 몸의 내부 구조와 기능을 꿰뚫어 보는 능력과 같다. 또한 목구멍pit of the throat에 삼야마를 수행하면 배고픔과 갈증의 영향을 받지 않게 된다. 이는 수행 중에 신체적 욕구를 초월하는 데 중요한 역할을 한다. 마지막으로, 삼야마를 쿠르마-나디kūrma-nĀḍi에 적용하면 흔들리지 않는 안정감인 스따이르sthairya를 얻게 된다. 쿠르마-나디라는 개념은 다소 모호하지만, 수행자의 신체와 마음을 완전한 고요 속에 머물게 하는 경로로 해석된다.

탄트라 요가와 하타 요가는 차크라나chakras(요가와 탄트라 전통에서 말하는 에너지 중심으로, 신체에 존재하는 보이지 않는 회오리 같은 에너지의 초점) 에너지 중심을 기반으로 한 미세 해부학 개념을 활용하며, 에너지가 흐르는 경로로 나디nĀḍi의 개념을 강조한다. 반면 파탄잘리의 가르침은 전적으로 정신적 과정에 초점을 맞추고 있으며, 이러한 탄트라적 개념에는 전혀 관심을 보이지 않는다. 그럼에도 그는 적어도 어느 정도는 신체 내 경로로서의 나디 개념을 알고 있었던 것으로 보인다. 다만 이것이 혈관인지, 신경인지, 혹은 미세 에너지가 흐르는 보이지 않는 통로인지는 명확하게 설명하지 않는다. 쿠르마kūrma는 거북을 뜻하므로, 쿠르마-나디는 '거북의 경로'로 해석될 수 있다. 하지만 이것이 정확히 무엇을 의미하는지는 추가적인 설명이 없어 여전히 불분명하다.

32절에서는 더 높은 존재를 인식하는 능력에 대해 설명한다. 전통적인 인도 사상에서는 수많은 신과 영적 존재들이 있다고 믿는다. 일부는 높은 차원의 세계에 머물고 있지만, 일부는 우리 곁에 보이지 않는 형태로 존재하며, 때때로 삶에 긍정적이거나 부정적인 영향을 미친다고 여겨진다. 이 절에서는 삼야마를 무르다-죠티스mūrdha-jyotis, 즉 머릿속의 빛이나 내면의 광명에 집중하면 이러한 존재들을 인식할 수 있다고 말한다. 이는 마치 어둠 속에서 작은 등불을 밝혀

감춰진 형체를 드러내는 것과 같다. 하지만 무르다-죠티스가 정확히 무엇을 의미하는지는 분명하지 않으며, 브야사 역시 이에 대한 구체적인 설명을 남기지 않았다.

초능력을 초월한 경지

33 prĀtibhĀd vĀ Sarvam.

그 외에는 직관적 지식이 깨어나면 모든 것을 얻을 수 있다.

34 hṛdaye citta-Saṁvit.

심장을 대상으로 삼야마를 수행하면, 사고 과정과 마음의 본질을 깊이 이해하게 된다.

35 Sattva-puruṣayor atyantĀSaṅkīrṇayoḥ pratyayĀviśeṣo bhogaḥ parĀrthatvĀt svĀrtha-SaṁyamĀt puruṣa-jñĀnam.

세속적인 즐거움은 사트바Sattva와 푸루샤purusha를 혼동하는 데에서 비롯되지만, 사실 이 둘은 완전히 다른 것이다. 삼야마를 통해 자신의 참된 정체성을 깊이 탐구하면, 푸루샤에 대한 깨달음을 얻을 수 있다.

36 tataḥ prĀtibha-śrĀvaṇa-vedanĀdarśĀsvĀda-vĀrtĀ jĀyante.

이 상태에 도달하면, 직관적 지식이 깨어나며 청각, 촉각, 시각,

미각, 후각이 더욱 강화된다.

37 te SamĀdhĀv upaSargĀ vyutthĀne siddhayaḥ.

삼야마를 통해 초감각적인 능력이 생겨나지만, 궁극적인 목표인 사마디로 나아가기 위해서는 이에 집착하지 않아야 한다.

겉으로는 잘 드러나지 않지만, 이 지점에서 논의의 흐름이 바뀌었다. 이제 파탄잘리는 삼야마를 올바르게 적용했을 때 도달할 수 있는 더 높은 영적 목표에 대해 이야기하고 있다. 따라서 이 구절들의 의미를 좀 더 심도 있게 살펴볼 필요가 있다.

33절은 짧고 간결한 구절이라 쉽게 지나칠 수 있지만, 중요한 내용을 담고 있다. 이 구절에서는 논리적으로 분석해서 얻은 지식이 아닌 직관적인 깨달음인 프라띠바prĀtibha를 통해 얻을 수 있다고 말한다. 36절에서 암시하는 바와 같이, 이 장에서 언급된 모든 능력을 포함하는 더 높은 깨달음을 뜻할 수도 있다. 또한 34절에서 삼야마(다라나DhĀraṇĀ,(집중) + 디야나DhyĀna(명상) + 사마디SamĀdhi(몰입) 이 세 가지 수행을 동시에 적용하는 것)를 '마음'에 적용하면 마음에 대한 깊은 이해에 도달한다고 말한다. 이것이 단순히 또 하나의 특별한 능력을 의미하는 것인지, 아니면 더 높은 차원의 깨달음을 가리키는 것인지는 분명하지 않다.

35절에서 파탄잘리는 이전과는 다른 개념을 제시한다. 세속적 즐거움(보가bhoga)은 삿뜨바Sattva와 푸루샤purusha를 혼동하는 데서 비롯된다고 설명한다. 여기서 삿뜨바는 몸과 마음을 포함한 물질적 요소를 의미하며, 이는 상키야 철학에서 자주 사용되는 개념이다. 인간은 몸과 마음이 충족될 때 쾌락을 느낀다. 하지만 자신을 몸과 마음에 국한된 존재로 착각하고, 자신의 참된 영적 본질을 깨닫지 못할 때만 가능한 일이다. 중요한 점은, 앞서 언급된 초자연적인 능력 또한 세속적인 즐거움의 영역에 속하기 때문에, 궁극적인 해탈에 이르는 데 방해가 되는 착각(무지avidya)이라는 것이다.

이 착각은 푸루샤에 대한 깨달음을 통해 사라진다. 삼야마를 깊이 실천하면 이 깨달음에 도달할 수 있고, 이 과정에서 특별한 능력들이 함께 얻어진다. 하지만 이런 능력들은 궁극적인 목표인 완전한 깨달음에 도달하는데 방해가 될 수 있다. 따라서 그것들에 집착하지 않고, 오히려 장애물로 인식해야 한다. 한편 37절의 내용은 다소 모순적으로 보일 수 있다. 삼야마는 삼매를 포함한 세 가지 요소로 이루어져 있으며, 앞서 언급된 능력들도 삼야마를 통해 얻어지기 때문이다.

여기에서 두 가지 중요한 점을 짚을 수 있다. 첫째, 파탄잘리는 초자연적인 능력을 얻는 것은 요가의 궁극적인 목표가 아니며, 오히려 해탈에 이르는 데 방해가 될 수 있다고 강조한다. 둘째, 37절에서 말하는 삼매는 아마도 8절에서 언급된 '무종자 삼매nirbīja SamĀdhi(모든 집착과 대상이 사라진 순수한 삼매 상태)'를 가리키는 것으로 보인다. 여덟 가지 수행 단계인 팔지八支는 결국 외적인 형식에 불과하다. 신비로운 능력들은 '유종자 삼매Sa-bīja SamĀdhi(아직 의식 속에 씨앗이 남아 있어 특정한 대상이나 개념에 대한 집중을 포함하는 상태)'를 통해 얻을 수 있지만, 궁극적인 목표인 해탈은 '무종자 삼매'를 통해 이루어진다.

다섯 가지 추가 능력

38 bandha-kĀraṇa-śaithilyĀt pracĀra-SaṁvedanĀc ca cittasya para-śarīrĀveśaḥ.

속박을 풀고 마음의 흐름을 꿰뚫어 보면, 다른 사람의 몸을 점유할 수 있는 경지에 이를 수 있다.

39 udĀna-jayĀj jala-paṅka-kaṇṭakĀdiṣv aSaṅga utkrĀntiś ca.

우다나udĀna 기를 조절하면 몸을 위로 상승시킬 수 있으며 물이나 진흙, 가시 같은 장애물의 영향을 받지 않게 된다.

40 SamĀna-jayĀj jvalanam.

사마나 기를 조절하면 신체가 스스로 빛을 낼 수 있다.

41 śrotrĀkĀśayoḥ Sambandha-SaṁyamĀd divyaṁ śrotram.

소리와 공간의 관계에 대한 삼야마를 수행하면, 초월적인 청각 능력을 얻게 된다.

42 kĀyĀkĀśayoḥ Sambandha-SaṁyamĀl laghu-tūla-SamĀpatteś cĀkĀśa-gamanam.

몸과 공간의 관계를 깊이 통찰하고, 솜처럼 가벼운 상태에 몰입하면, 하늘을 떠다닐 수 있는 능력을 얻게 된다.

하지만 여기서는 다시금 요가 수행을 통해 얻을 수 있다는 초자연적인 능력을 주제로 되돌아간다. 마치 영적 해방을 향해 곧게 나아가다가 어느 순간 옆길로 새어, 눈길을 끄는 신비의 시장을 한 바퀴 도는 느낌이다. 이런 식의 주제 넘나들기는 독자에게 혼란을 줄 수 있다. 어쩌면 파탄잘리는 고통과 윤회에서 벗어나기 위한 궁극의 목표와 그 길에서 우연히 손에 쥐게 되는 마법 같은 능력들 사이에 분명한 경계를 긋고 싶지 않는 것처럼 보이기도 한다.

이처럼 다소 기묘하게 병치된 사유의 흐름 속에서, 우리는 과연 파탄잘리가 이러한 능력들을 영적인 성장의 걸림돌로 간주했는지 확신할 수 있을까? 분명 37절에서는 그런 뜻을 내비치는 것처럼 보이지만 이는 36절에서 언급된 고등 감각 능력들에만 국한된 이야기일 수도 있다. 전체적인 맥락은 삼매에 이르기 위해서는 감각을 철저하게 거둬야 한다는 내용을 반복해서 강조하기 때문이다. 더 나아가 50절을 보면, 파탄잘리는 초자연적인 능력들조차 바이라기야renunciation의 대상인 버려야 할 대상으로 삼고 있는 듯하다. 하지만 이 역시 49절에서 언급된 특정 능력들만을 가리키는 것일 수도 있어, 전체적인 맥락을 놓고 보면 명확하게 단정하는 것이 어렵다. 마치 안개 낀 산길을 걷는 것처럼 한 걸음 한 걸음마다 길이 분명해지는 것이 아니라, 오히려 더 깊은 고요 속으로 우리를 이끄는 듯하다.

담론의 전개 방식에도, 관련 수트라들의 정확한 의미를 둘러싸고도 분명 어느 정도의 중의성이 깔려 있다. 요가 수트라에서 초자연적인 능력은 궁극적인 목표에 도달하기도 전에 마음을 빼앗는 유혹이 될 수 있으니 마땅히 버려야 한다고 말한다. 이것은 일정 부분 타당하다고 볼 수 있지만 이 해석을 지나치게 밀어붙이는 것은 신중할 필요가 있다. 파탄잘리의 주석가 브야사조차도 이러한 시각을 공유하고 있지는 않아 보인다는 점에 주목할 필요가 있다. 마치 흐르는 물이 어느 지점에서 잠시 맴도는 듯한 느낌, 그 안에 담긴 의미 또한 명확하게 흐르는 것이 아니라 여러 겹의 해석 가능성을 품고 있다.

여기서 주목할 점은 삼야마 외의 요가 기법들 – 특히 다양한 형태의 프라나야마prĀṇĀyĀma – 역시 여러 초능력을 얻는 수단으로 제시된다는 것이다. 우선 언급되는 능력은 타인의 몸속으로 들어가는 힘이다. 이것은 인도 문학에서 비교적 흔히 등장하는 마법적인 행위로, 샹카라차르야의 전기에도 나타나는 유명한 일화 중 하나다. 이어지는 39절과 40절에서는 각각 우다나udĀna와 사마나SamĀna를 통달함으로써 얻게 되는 공중 부양과 발광發光의 능력을 설명한다. 41절에서는, 공간과 청각 사이의 연결성에 삼야마를 수행하면 천상의 청각divya śrotra을 얻게 된다고 한다. 그리고 42절에서는, 공간과 신체 사이의 연결성에 삼야마를 수행하고, 솜처럼 가벼운 상태에 대한 사마빠띠를 더할 경우, 수행자가 하늘을 날 수 있게 된다고 말한다. 이러한 신비로운 능력은 위대한 요가 수행자들이 등장하는 수많은 인도 설화 속에서도 자주 언급된다. 초월명상Transcendental Meditation 그룹이 이 수트라를 이른바 '요기 비행 시디Yogic Flying Sidhi' 프로그램의 핵심 근거로 삼고 있다는 점이 흥미롭다. 이처럼 고대의 경전이 오늘날의 수행법과도 기묘하게 연결되며, 신비와 실천 사이의 경계를 흐리는 듯한 인상을 준다.

신체의 완전한 상태

43 bahir-akalpitĀ-vṛttir mahĀ-videhĀ tataḥ prakĀśĀvaraṇa-kṣayaḥ,

마음이 외부 자극에서 완전히 자유로워지면, 몸을 초월한 마하비데하mahĀ-videha의 경지에 이를 수 있다. 그러면 내면의 빛을 가로막는 장막이 점차 걷히게 된다.

44 sthūla-svarūpa-sūkṣmĀnvayĀrthavattva-SaṁyamĀd bhūta-jayaḥ,

삼야마를 통해 물질의 거친 형태부터 미세한 본질까지 완전히 이해하면, 자연을 다루는 힘을 얻을 수 있다.

45 tato 'ṇimĀdi-prĀdurbhĀvaḥ kĀya-Sampat-tad dharmĀnabhighĀtaś ca,

이 단계에 이르면, 신체를 미세하게 만드는 능력과 같은 초능력이 나타나며, 몸은 완전한 상태에 도달하고 본래의 한계를 초월하게 된다.

46 rūpa-lĀvaṇya-bala-vajra-SaṁhananatvĀni kĀya-Sampat,

신체의 완전한 상태란 아름다움, 우아함, 강인함, 그리고 다이아몬드처럼 단단한 모습이다.

이제 장의 결말에 가까워지며, 가장 높은 차원의 초자연적 능력과 완전한 육체적 형태인 카야 상비트kĀya-Saṁvit에 대해 소개하려 한다. 이 단계에 이르면 요가 수행자는 인간에서 초인으로 거듭나게 된다. 서구의 사고방식으로는 쉽게 상상하기 어려운 변화지만, 인도 문학에서는 오히려 익숙한 모티프이며 오늘날에도 많은 인도인이 그러한 변화가 실재한다고 믿는다. 마치 인간의 껍질을 벗고 신성한 형상을 드러내는 듯한 이 변모는, 요가 수행의 궁극적인 목표가 단지 내면의 해탈에 그치는 것이 아니라, 존재 전체의 근본적인 변형을 포함한다는 인도 사유의 특징을 극적으로 보여준다.

우선 마음의 외향적인 움직임인 외부 브리띠vṛtti들이 억제되면 '마하 비데하mahĀ-videha'라고 불리는 상태에 이르게 된다. '위대한 신체 이탈'을 뜻하며, 브야사의 설명에 따르면 이는 깊은 명상의 상태로 들어가면서 신체에 대한 모든 자각이 사라지고 오직 내면으로만 향하게 되는 경지를 뜻한다. 이 단계에 도달하게 되면 환상의 베일이 조금씩 걷히기 시작한다. 그다음, 상캬 철학에서 말하는 오대 원소인 대지, 물, 불, 공기, 공간 각각의 속성에 삼야마를 수행하면, 그 원소들에 대한 통제력, 곧 지배력이 생긴다. 이 말이 정확히 어떤 상태를 의미하는지 다소 모호하지만, 인간의 육체가 바로 이 다섯 가지 원소로 구성된다는 점에서, 이는 45절과 46절에서 말하는 완전하고 이상적인 신체의 실현인 카야 상비트와 밀접하게 연결되어 있음을 알 수 있다. 다시 말해, 원소들을 다스릴 수 있게 되는 것은 곧 몸을 완성된 형태로 정제해 가는 과정의 핵심인 셈이다.

즉 물질적 요소들을 다스리는 힘인 '부타 자야bhūta-jaya'는 '아니마'

처럼 몸을 아주 작은 미세한 존재로 축소하는 능력으로 이어지고, 결국에는 완전한 신체의 실현인 '카야 상비트'에 이르게 된다. 파탄잘리는 아니마나 다른 신비한 능력들(시디[siddhi])에 대해 자세하게 설명하지는 않았지만, 인도의 여러 종교 문헌에서는 이런 능력이 요가 수행을 통해 얻을 수 있는 대표적인 초감각적 힘으로 자주 등장한다. 요가 수트라에서는 단지 '아니마디[animĀdi]'라는 표현만 나오는데, 이는 파탄잘리가 독자들이 이런 능력을 이미 알고 있을 거라고 생각했음을 보여준다. 여덟 가지 능력은 다음과 같이 정리된다.

1 아니마[animĀ] - 자신의 존재를 극도로 작게 만드는 능력.
2 마히마[mahimĀ] - 몸을 거대하게 확장시키는 능력.
3 라그히마[laghimĀ] - 몸을 가볍게 하여 공중을 떠다닐 수 있는 능력.
4 가리마[garimĀ] - 몸을 무겁게 하여 움직일 수 없게 만드는 능력.
5 프라프티[prĀpti] - 멀리 있는 물건을 자유자재로 얻을 수 있는 능력.
6 프라카먀[prĀkĀmya] - 어떤 일이든 제한 없이 원하는 대로 해낼 수 있는 능력.
7 바시트바[vaśitva] - 다른 존재들을 자신의 의지대로 조종할 수 있는 능력.
8 이쉬트바[īśitva] - 세계 전체를 지배하고 통제할 수 있는 궁극적인 권능.

이 가운데 일부 능력은 앞서 다양한 형태의 삼야마 수행을 통해 언을 수 있는 것으로 언급되었다. 그럼에도 이 대목이 흥미로운 이유는, 이러한 능력들이 보통은 탄트라 요가Tantric Yoga 관련 문헌에서 더 자주 등장하는 내용이라는 점이다. 파탄잘리는 이런 초능력들을 별다른 설명 없이 자연스럽게 언급하면서 독자들이 이미 그 내용을 알고 있을 거라고 전제하고 있다. 이처럼 특별한 해설 없이 등장하는 표현들 속에는, 요가 수트라에서 드러난 범위를 넘어 파탄잘리가 탄트라 전통에 대해서도 이해가 깊었음을 보여준다. 마치 겉으로는 조용히 흐르지만, 수면 아래로는 깊고 강한 물살이 흐르는 것처럼 파탄잘리는 굳이 다 말하지 않고도 많은 것을 암시하고 있다.

아니마를 비롯한 여러 신비한 능력들의 성취인 'animĀdi siddhi'와 밀접하게 연결되는 개념이 바로 카야 상비트kĀya-Saṁvit이다. 다시 말해 '완전한 신체의 자각'이다. 이 경지에 이르면 수행자의 몸은 변화한다. 평범한 인간의 삶을 제한하던 모든 한계로부터 자유로워진다. 육체는 우아하고 아름다운 형태를 지니는 동시에, 강인한 에너지로 가득 차오른다. 더불어 다이아몬드처럼 단단하고 침범할 수 없는 존재로 다시 태어난다. 수행자가 도달할 수 있는 신체적 성취의 정점이다. 인간이 지닌 모든 제약을 완전히 초월해, 말 그대로 신적인 존재로 변모하는 것이다. 이는 요가 수련이 단지 마음의 해방에서 멈추는 것이 아니라, 육체마저도 신성하게 빚어낸다는 인도적 영성의 궁극적인 이상을 상징한다.

영성(혹은 영적 각성)에 이르는 또 다른 여정

47 grahaṇa-svarūpĀsmitĀnvayĀrthavattva-SaṁyamĀd indriya-jayaḥ,

사물에 대한 지각, 본질, 자아의식, 다른 기능들과의 관계, 그리고 목적에 삼야마를 집중하면 감각을 완전히 통제할 수 있다.

48 tato mano-javitvaṂ vikaraṇa-bhĀvaḥ pradhĀna-jayaś ca,

감각을 통제하면 마음이 빠르게 반응하고, 존재는 외부에 의존하지 않게 되며 물질을 다스리는 힘을 갖게 된다.

49 Sattva-puruṣĀnyatĀ-khyĀti-mĀtrasya Sarva-bhĀvĀdhiṣṭhĀtṛtvaṁ Sarva-jñĀtṛtvaṁ ca,

물질과 푸루샤의 차이를 완전히 깨닫게 되면, 존재하는 모든 것을 다스리는 힘과 모든 것에 대한 지혜를 얻게 된다.

이 구절들에서는 초감각적 능력에 대한 논의에서 점차 영적 실현에 초점을 맞추는 흐름이 시작되고 있음을 감지할 수 있다. 요가의 진정한 목적이 해탈이라는 점은 이미 앞선 두 장에서 언급한 바 있으며, 이 대목은 논의의 초점이 초감각적 능력에서 영적 실현으로 옮겨가고 있음을 뚜렷하게 보여준다. 어떤 의미에서는 자신의 존재를 극도로 미세하게 축소하는 능력인 아니마[animĀ]를 비롯한 여러 초능력[siddhi]에 대한 언급과, 그 정점에 해당하는 신체의 완전한 변모 상태인 카야 상비트kĀya-Saṁvit에 이르기까지의 흐름은, 이러한 능력들에 대한 논의가 하나의 종결점에 도달했음을 의미한다. 이제 우리가 주목해야 할 표현은 '삿트바-푸루샤냐타-캬티Sattva-puruṣanyatĀ-khyĀti'이다. 이는 '삿트바Sattva(물질적 의식)와 푸루샤puruṣa(순수한 영적 자아) 사이의 절대적인 구별이 드러나는 깨달음'을 뜻한다. 상캬 철학에서는 이 상태를 윤회의 사슬에서 벗어나 해탈에 이르게 하는 최종 목표로 간주한다는 점도 함께 기억할 필요가 있다.

우선 47절에서는 감각의 작용에 삼야마를 수행하면 인드리야 자야indriya-jaya, 즉 감각의 정복이 이루어진다고 말한다. 감각을 제어하게 되면 그 결과 사고의 속도가 빨라지고, 존재에 대한 자립성이 생기며, 궁극적으로는 프라다나 자야pradhĀna-jaya, 곧 물질 세계 전체에 대한 지배에 도달하게 된다. 바로 이 지점에서 파탄잘리가 다시금 세속으로부터 해방이라는 주제로 카이발야에 시선을 돌리고 있음을 확인할 수 있다. 이는 물질에 대한 완전한 통달을 통해 이루어지는 해탈의 경지인 프라다나 자야이다. 이제 외부 세계에 휘둘리지 않는 자율적 존재로 거듭나며, 요가의 여정은 마침내 진정한 자유를 향해 나아간다.

이러한 흐름은 49절에서 더욱 분명하게 드러난다. 이 구절에서는 자아의 본성에 대한 더 높은 차원의 깨달음에 이르게 된다는 삿트바-푸루샤냐타-캬티를 말한다. 이 깨달음은 만물에 대한 지배력과 모든 것에 대한 지식을 가능케 한다. 여기서 우리는 초자연적인 능력이라는 물질 중심의 논의에서 영적 완성이라는 주제의 전환이 얼마나 자연스럽고 충돌 없이 이루어지는지 분명히 느낄 수 있다. 능력이 찾아오고, 수행자는 그 능력을 체험한다. 그러나 거기서 멈추지 않고, 그 경험을 디딤돌 삼아 더 높은 차원으로 나아간다. 이는 세상을 넘어서는 통찰의 힘이며, 진정한 영적 정체성 안에서 존재하는 참된 힘이다. 이처럼 파탄잘리는 능력을 부정하지 않되, 그 너머를 조용히 가리킨다. 요가의 궁극은 힘이 아니라 통찰이며, 세계를 다스리는 것이 아니라 세계를 넘어 자신을 아는 데에 있다.

능력의 유혹을 넘어 해탈의 경지로

50 tad-vairĀgyĀd api doṣa-bīja-kṣaye kaivalyam.
그리고 그러한 초자연적인 능력을 포기한 결과 오염의 씨앗이 점차 사라지면, 마침내 물질로부터 완전히 분리된 해탈의 경지에 이르게 된다.

51 sthĀny-upanimantraṇe Saṅga-smayĀkaraṇaṂ punar-aniṣṭa praSaṅgĀt.
더 높은 존재들과 교류가 이루어지더라도, 이에 집착하거나 즐거움을 느껴서는 안 된다. 그러한 경험은 수행자의 마음에 불필요한 집착을 다시 불러일으켜 해탈의 길을 방해할 수 있기 때문이다.

52 kṣaṇa-tat-kramayoḥ SaṁyamĀd viveka-jaṁ jñanam.

시간의 개별 순간과 그 흐름에 깊이 집중하면(삼야마를 수행하면), 분별력을 통해 얻어지는 지혜가 생긴다.

53 jĀti-lakṣaṇa-deśair anyatĀnavacchedĀt tulyayos tataḥ pratipattiḥ.
그리하여 겉으로는 출생, 특징, 환경이 동일하여 구별할 수 없는 두 존재라도, 내면적 차이를 정확하게 인식하는 능력을 갖추게 된다.

54 tĀrakaṂ Sarva-viṣayaṁ SarvathĀ-viṣayam akramaṁ cetiviveka-jaṁ jñanam.
분별을 통해 얻은 지혜는 세상을 초월하게 하며, 모든 대상과 시간을 아우른다. 또한 순차적인 논리에 얽매이지 않는다.

55 Sattva-puruṣayoḥ śuddhi-sĀmye kaivalyam iti.
삿트바와 푸루샤, 즉 물질과 정신이 완벽한 균형을 이루는 상태가 바로 카이발야이다.

파탄잘리는 초능력을 다룬 장, 비부티 파다Vibhūti-pĀda의 마지막 구절에 이르러 다시 본래의 논의 흐름으로 돌아온다. 요가는 세속적인 목표를 위한 수단이 아니라, 영적 실현을 위한 길임을 분명히 밝히는 것이다. 이 지점에서 논의는 빠르게 방향을 전환한다. 지금까지 언급된 여러 능력들은 그것들에 대한 집착을 과감히 내려놓아야 하며 그 대신 분별력에서 비롯되는 참된 지식인 비베카-잠 지냐남viveka-jaṁ jñĀnam 을 향해 마음을 돌려야 한다고 강조된다. 결국 파탄잘리는 초능력의 유혹을 넘어, 요가의 본래 목적은 내적 깨달음과 영적 자유에 있다는 것을 다시 한번 단호하게 상기시키고 있다. 이러한 지식은 물질과 영혼 양쪽 모두에 대한 인식을 가능하게 하는 삿트바와 푸루샤를 가능하게 하고, 결정적으로 그 둘 사이의 구별을 명확히 해준다. 그리하여 영혼을 속박하던 환상이 마침내 사라지게 된다. 삿트바와 푸루샤가 제자리, 곧 서로의 본래 분리 상태로 돌아갈 때에 비로소 윤회로부터 해방이 이루어진다. 이로써 푸루샤는 진정한 자유를 얻게 되고, 존재의 근원적 고요 속으로 돌아간다.

50절은 '타드 바이라기야tad-vairĀgyĀt' – "그것을 버림으로써"라는 말로 시작된다. 여기서 '그것'은 49절에서 언급된, 요가 수행을 통해 얻는 세계에 대한 절대적인 지배력을 가리키는 것으로 보아야 한다. 즉 요가의 더 높은 목표는 그러한 힘을 얻는 데 있는 것이 아니라, 그것을 기꺼이 내려놓을 때 비로소 이루어진다는 뜻이다. 이러한 집착의 단념이 이루어지면, 번뇌와 오염의 씨앗이 소멸되는 도샤-비자doṣa-bīja가 일어나고 윤회에서 벗어나 완전한 해방에 이르게 된다. 다시 말해 앞서 언급된 각종 초능력에 대한 욕망이 조금이라도 남아 있는 한, 그것은 내면 깊숙이 남은 혼탁의 씨앗으로 작용해 해탈을 가로막게 된다. 이어지는 51절에서는 신이나 상위 존재들이 제안하는 초월적인 보상과 유혹 역시, 시디와 마찬가지로 단호하게 외면해야 할 대상임을 분명히 밝힌다. 이 대목은 고대 인도 문헌, 특히 푸라나Puranas(고대 인도의 중요한 종교 문헌 중 하나)나 서사시에 자주 등장하는 장면들을 떠올리게 한다. 예를 들어, 인드라Indra(고대 인도 신화에서 매우 중요한 신으로, 특히 베다 시대에는 가장 강력하고 중심적인 존재)를 비롯한 베다의 신들이 수행자의 수행을 방해하기 위해 천상의 아름다운 여인을 보내 유혹하는 이야기들이 그것이다. 라마야나Ramayana(고대 인도의 대표적인 서사시 중 하나로, 힌두교 문화와 가치관의 핵심을 담고 있는 문헌)에 나오는 비슈바미트라ViśvĀmitra의 일화가 대표적인인 예다.

시간의 흐름에 삼야마Samyama(다라나(집중), 디야나(명상), 사마디(삼매) 이 세 가지를 동시에 수행하는 심화된 정신 집중 상태)를 적용하면, 분별력인 비베카viveka에서 비롯된 특별한 형태의 지식이 생겨난다. 비베카는 인도 종교 사상에서 매우 중요한 개념으로, 물질과 정신을 구별하는 능력을 뜻한다. 이는 곧 영혼을 이 세계에 묶어두는 허위의 자아 인식을 초월할 수 있는 열쇠이기도 하다. 우리는 대개 자신의 몸과 마음 – 즉 푸루샤(참된 자아)와는 본질적으로 다른 것들 – 을 동일시하며 살아간다. 그러나 분별력에서 비롯된 이 지식은, 우리가 진정 누구인지를 꿰뚫는 눈을 열어준다. 이러한 통찰이 생기면 물질과 정신을 명확하게 구분하여 인식할 수 있게 된다. 그리하여 자아는 더 이상 이 둘을 혼동하지 않게 되고 그 구별 속에서 진정한 자유를 향해 나아가기 시작한다.

54절은 비베카에서 비롯된 지식, '비베카-쟘 즈냐남viveka-jaṁ jñĀnam'의 네 가지 특징을 제시한다. 그것은 타라카tĀraka, 사르바-비샤얌Sarva-viṣayam, 사르바타-비샤얌SarvathĀ-viṣayam, 그리고 아크라마마akramam이다. 타라카는 '직관적인' 혹은 '초월적인'으로 번역되곤 하지만, 나는 문자 그대로의 의미로 읽는 방식을 택했다. 타라카는 때때로 '사공[ferryman]'을 뜻하기도 한다. 이러한 유형의 지식은 우리를 고통과 무지의 상태에서 벗어나 곧 순수한 영적 자유의 경지인 카이발야로 데려다주는 길잡이로 이해될 수 있다. 사르바-비샤야[Sarva-viṣaya]와 사르바타-비샤야[SarvathĀ-viṣaya]는 이 지혜가 모든 대상과 모든 상황에 적용된다는 뜻이다. 비슷한 맥락에서 크리슈나는 《바가바드 기타》에서 "이 지식을 알게 되면 더 이상 알아야 할 것은 남지 않는다"(7.2)고 말한다.

마지막으로 아크라마[akrama]는 이 지혜가 단계적으로 차근차근 얻어지는 것이 아니라, 한순간에 직관적으로 깨달아지는 것임을 뜻한다. 나는 이것이 논리적 사고나 분석을 통해 얻어지는 것이 아니라, 깊은 삼야마 수행을 통해 자연스럽게 떠오르는 진리의 깨달음이라고 이해했다.

이 장의 마지막 절은 완전한 해탈의 의미를 '마음과 영혼이 순수함의 상태에서 하나처럼 일치할 때'로 정의한다. 여기서 삿트바와 푸루샤는 다시 한 번 물질과 정신, 혹은 몸과 영혼을 뜻한다. 하지만 '순수함의 동등함[śuddhi-sĀmye]'이라는 표현은 다소 해석이 까다롭다. 그 의미를 곱씹어 보면, 마음의 본성이 맑아져 영혼의 순수함과 나란히 서게 되는 그 순간, 바로 그 자리에 해탈이 깃든다는 깊은 통찰이 숨어 있다. 'Sattva-puruṣayoḥ śuddhi-sĀmye'는 겉으로 보면 '삿트바와 푸루샤가 순수함에 있어 같아진 상태'를 의미하는 것처럼 보일 수 있다. 하지만 나는 이를 상캬 철학의 관점에서 해석하는 것이 더 적절하다고 본다. 이 구절은 삿트바와 푸루샤가 각자 본래의 순수한 상태로 존재하며, 서로 뒤섞이지 않는 완전한 분리 상태를 나타낸다고 이해할 수 있다. 즉 이 둘은 서로 영향을 주거나 섞이지 않고, 각자의 본성대로 순수하게 머물러 있는 상태라는 뜻이다. 카이발야는 본래 '고립', '분리', 또는 '오직 혼자 존재함'을 뜻하기 때문에, 'śuddhi-sĀmye'를 삿트바와 푸루샤가 각자의 순수성을 그대로 간직한 채 완전히 분리된 상태로 이해하는 것이 더 자연스럽다. 요가 수트라 3장의 마지막 구절들은 이러한 분리의 개념을 강조하며, 곧 이어지는 마지막 장인 해탈에 대한 궁극적인 가르침을 전하는 카이발야 파다를 위한 철학적 기반을 다지고 있다.

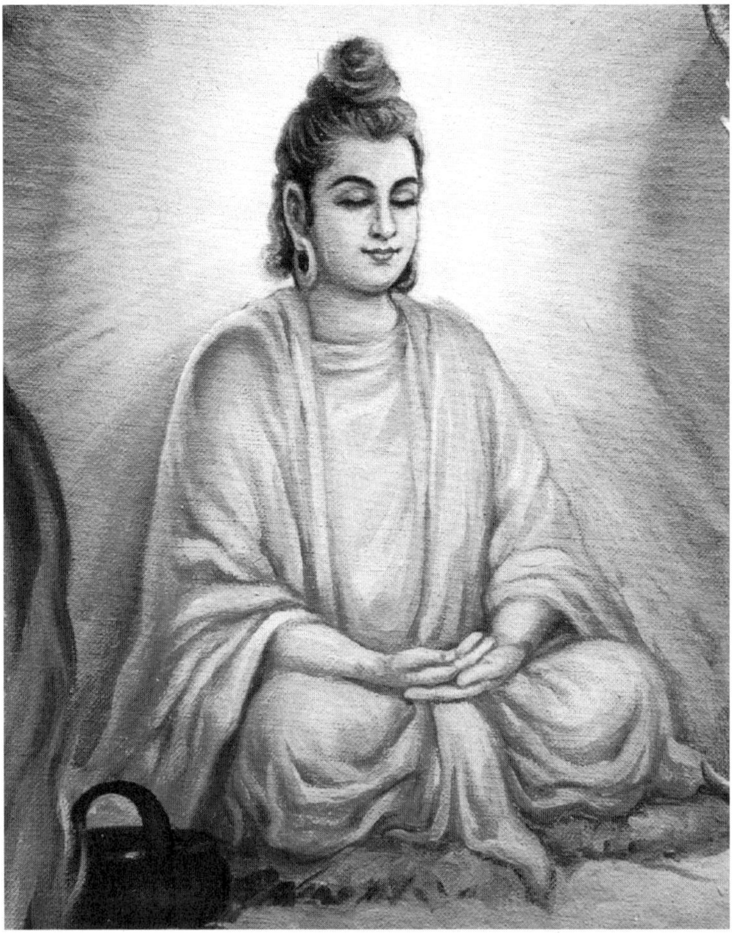

마음의 모든 움직임은 언제나 영혼, 즉 마음의 주인에게 알려져 있다.
영혼은 절대 변화하지 않는 존재이기 때문이다. —IV.18

THE KAIVALYA-PĀDA

4장

카이발야 파다

요가 수트라의 네 번째이자 마지막 장은 '카이발야 파다'라고 불린다. 마지막 장에서 파탄잘리는 지금까지 펼쳐온 수행과 철학의 가르침을 마무리하며, 요가의 궁극적인 목적에 대해 본격적으로 고찰하기 시작한다. '카이발야'라는 단어는 인도 종교 문헌 전반에서 널리 쓰이고 있으며 특히 상캬 철학의 담론과 깊게 연결되어 있다. 이 말은 '오직 하나의', '순수한', 혹은 '홀로 있는'이라는 뜻을 지닌 케발라kevala에서 유래했으며 카이발야는 '고립', 혹은 '혼자 있음의 상태'로 번역할 수 있다. 카이발야가 의미하는 것은, 영혼인 '푸루샤'가 물질세계인 '프라크리티'와 완전히 분리되는 상태다. 이때 영혼은 더 이상 이 결합 때문에 고통을 받거나 죽음을 반복하지 않게 된다. 파탄잘리는 요가를 통해 분리를 이루고, 끝없는 윤회의 흐름을 멈추는 방법을 제시한다. 그런 의미에서 카이발야는 힌두교에서 말하는 해탈이나, 불교의 열반과 비슷한 개념으로 생각할 수 있다.

하지만 이 장은 결코 쉽게 이해되는 내용이 아니기에 파탄잘리가 말하려는 바를 정확히 파악하려면 세심한 주의와 깊은 숙고가 필요하다. 이 장의 서두에서는 다시 업으로 돌아가, 인간의 행위가 어떻게, 또 왜 미래의 결과를 만드는지 살펴보며, 개인의 운명이 어떤 방식으로 전개되는지를 탐구한다. 여기서 제시되는 해답은 이렇다. 행위는 절대로 사라지지 않는다. 그것은 의식에 인상이나 흔적을 남기는 '삼스카라Samskara'가 되어 그 마음의 자국이 훗날 어떠한 결과로 나타난다. 따라서 행위와 반응의 고리를 끊고자 할 때, 그 답은 마음을 다스리는 데서 찾을 수 있다.

이 장의 중반부에 나오는 절이 가장 어렵게 느껴질 수 있다. 파탄잘리는 우리가 사는 이 세계가 어떻게 이루어져 있는지 설명하고, 우리가 그 세계를 어떻게 인식하느냐에 따라 현실의 모습이 달라질 수 있다는 것을 설명하려 한다. 그는 우리가 사는 세상을 마음이 만들어낸 환상이라고까지 말하진 않지만, 우리가 겪는 현실은 마음의 인식에 따라 크게 영향을 받는다고 말한다. 그래서 인식을 바꾸고, 마음을 바로잡는다면, 우리가 살아가는 현실이 달라질 수 있다는 것이 그의 핵심 주장이다.

이어서 18절 전후부터는 논의의 초점이 인간 존재 안에 내재한 초월적이고 영적인 본질인 푸루샤로 옮겨간다. 다른 문맥에서는 아트만atman이라 불리기도 하는 이 푸루샤는, 변화하는 마음이나 육체와는 다른 순수한 의식 그 자체를 가리킨다. 푸루샤는 우리 존재의 가장 본질적인 차원으로 자리하고 있지만, 감각을 통해 인식이 바깥으로 쏟아지고 있는 한, 그것을 자각하기란 어렵다. 이 바깥을 향한 인식의 흐름을 멈춘다 해도 여전히 과거의 경험에서 생긴 인상이나 흔적이 남아 있기 마련이다. 이 잠재된 인상들마저 사라져야 비로소 푸루샤가 온전히 드러날 수 있다. 파탄잘리의 요가 체계 전체는 바로 이 하나의 과업을 이루기 위해 설계되었다. 마음의 움직임을 잠재우고, 바깥을 향한 인식을 멈추며, 내면에 남아 있는 삼스카라를 서서히 닳아 없애는 일, 이 모든 과정이 이루어졌을 때 비로소 참된 자아, 푸루샤의 존재가 드러나기 시작한다.

마지막 절들은 해탈에 이르는 열쇠는 푸루샤를 향한 내면의 인식에 있다고 말한다. 물질적 욕망이 사라지고, 과거의 인상과 흔적이 닳아 없어지며, 삼매의 상태가 완전히 맑아졌을 때, 푸루샤는 마침내 물질과의 모든 접촉에서 벗어난 본래의 자리에 이르게 된다. 이 지점에 다다르면, 더 이상 죽음과 환생이라는 원하지 않는 조건들에 얽매이지 않게 된다.

다시 태어나는 과정

1 janmauṣadhi-mantra-tapaḥ-SamĀdhi-jĀḥ siddhayaḥ,

고차원의 능력은 태생, 약초, 만트라, 고행, 그리고 삼야마에 도달함으로써 얻게된다.

2 jĀty-antara-pariṇĀmaḥ prakṛty-ĀpūrĀt,

다른 태생으로의 전환은 내면에 쌓인 본성이 넘쳐 흐르면서 이루어진다.

3 nimittam aprayojakaṁ prakṛtīnĀṁ varaṇa-bhedas tu tataḥ kṣetrikavat,

그러나 다양한 본성을 직접 일으키는 외부적 원인은 없다. 이는 마치 농부가 논두렁을 허물면 물이 자연스럽게 흐르는 것과 같은 이치다.

4 nirmĀṇa-cittĀny asmitĀ-mĀtrĀt,

다양한 정신적 태도(혹은 의식의 차이)는 오로지 '나'라는 의식에서 만들어진다.

5 pravṛtti-bhede prayojakaṁ cittam ekam anekeṣĀm,
수많은 존재가 저마다 다른 행위를 하지만, 그 모든 것의 근본적 인 원인은 오직 하나, '마음'이다.

이 장의 첫 구절은 앞 장의 내용을 자연스럽게 다음 주제로 이어주는 전환점 역할을 한다. 앞 장에서는 신비로운 능력들이 어떻게 나타나는지를 설명했는데, 이번 장에서는 삼매를 통해서뿐 아니라 약초, 만트라mantra(진언), 고행 또는 타고난 자질에 의해서도 이러한 능력이 생겨날 수 있다고 말한다. 태어날 때부터 이러한 능력이 생긴다는 이 개념은 다소 모호하게 느껴지지만, 이는 아마도 일부의 사람은 선천적으로 그런 능력을 지니고 태어난다는 의미로 보인다.

이렇게 해서 출생과 환생, 그리고 다음 생의 모습이 어떻게 결정되는가에 대한 주제로 자연스럽게 이어진다. 인도 철학의 거의 모든 학파는, 개인이 행한 업이 미래의 운명에 영향을 미치며 다음 생의 형태를 결정한다고 믿는다. 이 점은 이미 파탄잘리에 의해서도 언급된 바 있다. 하지만 이 장에서는 그 과정을 한층 더 깊이 있게 들여다보며, 업의 법칙이 실제로 어떻게 작동하는지 설명한다. 여기서 파탄잘리가 말하려는 핵심은 두 가지로 보인다. 첫째, 이 과정 전체를 통제하거나 주관하는 외부의 신적 존재는 없다는 점. 둘째, 행위와 그 결과 그리고 그 행위를 이끈 마음의 상태 사이에는 밀접한 상호작용이 있다는 것이다.

여기서 말하는 업은 종종 기독교나 이슬람에서 말하는 신의 정의 개념과 비슷한 것으로 오해받기도 한다. 하지만 그런 생각을 분명히 거부한다. 행위로부터 결과가 생겨나는 과정은 마치 물이 높은 곳에서 낮은 곳으로 흐르는 것에 비유된다. 즉 이 흐름은 누군가의 판단이나 명령에 따른 것이 아니라, 우주 자체에 내재된 자연의 법칙이라는 것이다. 그 어떠한 신적 재판관도 없고 율법자의 개입도 필요하지 않다. 모든 경험과 행위가 의식 속에 잠재된 흔적을 남기기 때문이다. 어떤 행위를 하든 그것이 끝났다고 해서 완전히 사라지는 것이 아니라, 그 행위를 한 사람의 마음에 어떤 변화를 일으킨다. 그리고 이 마음의 변화가 축적되어, 업의 법칙에 따라 미래의 결과를 만들어 내는 원인이 된다.

이 점은 요가 철학에서 매우 중요하게 작용한다. 요가 수련을 통해 의식이 변화하면, 미래에 직접적인 영향을 줄 수 있으며, 나아가 이어지는 업의 고리를 끝낼 가능성이 열리기 때문이다.

요가가 업보에 미치는 영향

6 tatra dhyĀna-jam anĀśayam.

그러나 명상dhyana(디야나)으로 형성된 마음 상태는 어떠한 인상(흔적)도 남기지 않는다.

7 karmĀśuklĀkṛṣṇaṁ yoginas tri-vidham itareṣĀm.

요가 수행자가 행하는 행동은 선도 악도 아니지만, 일반 사람들이 행하는 행동은 세 가지 유형으로 나뉜다.

8 tatas tad-vipĀkĀnuguṇĀnĀm evĀbhivyaktir vĀSanĀnĀm,
사람이 하는 모든 행위는 마음속에 인상(기억, 습관, 성향)을 남기고, 이 인상은 시간이 지나면 결국 그에 맞는 결과를 낳는다.

이 부분에서는 앞서 말한 내용을 더욱 깊이 있게 다루며, 파탄잘리가 설명했던 요가 수련과 자연스럽게 연결 짓는다. 업의 법칙은 행위가 마음에 인상과 흔적을 남기고 그것이 훗날 결과로 드러난다는 원리에 기초하고 있다. 하지만 6절에 따르면, 이 법칙에 하나의 예외가 있는데 그것은 바로 명상이다. 명상은 어떤 인상이나 흔적도 남기지 않으며, 의식에 자국을 새기지 않는 유일한 행위로 제시된다. 이 지점은 이 장의 핵심 주제인 카이발야로 우리를 자연스럽게 이끈다. 요가 수련이 마음에 어떤 흔적도 남기지 않는다면, 그 행위로 나타날 결과 또한 없어진다. 그렇게 되면 계속해서 업이 이어지는 흐름 자체가 자연스럽게 끊기게 된다.

7절은 이 내용을 다시 한번 강조하며, 《바가바드 기타》(18.12)의 설명과도 맥을 같이한다. 여기서 행위는 세 가지 유형으로 나뉘는데, 검은 행위, 흰 행위, 그리고 이 둘이 섞인 혼합된 행위로 구분된다. 즉 어떤 행위는 의롭고 좋은 결과를 낳으며, 어떤 것은 해롭고 원치 않는 결과를 가져오고, 또 다른 행위는 선과 악이 뒤섞인 만큼 그에 상응하는 복합적인 결과를 만든다는 것이다. 하지만 수행자의 명상은 이런 세 가지 구분을 초월하고, 그에 따라 나타나는 업의 법칙도 더는 작용받지 않는다. 선한 행위든, 악한 행위든, 혹은 선과 악이 뒤섞인 행위든, 모두 마음속에 자국을 남기고, 그것이 다시 결과로 이어진다. 마치 걸어간 자리마다 발자국이 남듯, 어떤 행위든 인상과 자국을 남긴다. 그러나 수행자의 명상은 길 위를 흔적 없이 스쳐 지나가는 바람처럼 어떤 자국도 남기지 않기에, 결과 또한 뒤따르지 않는다. 바가바드 기타의 표현을 빌리자면, 이것이 바로 '업을 남기지 않는 행위'이다.

이 대목에 이르면 《바가바드 기타》 4장에서 펼쳐지는 행위와 무행위karma, a-karma의 가르침이 자연스럽게 떠오른다. 파탄잘리의 말 속에서도 느껴지는 건, 요가적 행위란 단순히 무엇을 '하는 것'이 아니라, 흔적 없이 행하고, 남김없이 사라지는 그 절정의 경지를 향하고 있다는 것이다. 겉으론 움직임이 있지만, 속은 고요하고 비어 있는 행위야말로 진정한 무행위다.

크리슈나는 미래의 결과를 낳는 것은 행위 자체가 아니라, 그 행위를 일으킨 의식의 상태라고 한다. 욕망이나 집착 없이 행해진 행위는 결과를 낳지 않기 때문에, 그것은 더 이상 업이 아니며 무행위라 할 수 있다. 이 점에서 보면, 파탄잘리 역시 같은 흐름 속에서 말하고 있는 것이 분명하다. 수련은 전혀 다른 의식 상태에서 비롯되기 때문에 업의 법칙을 초월하며, 그것이 바로 요가 수행자가 업을 끊어내고 윤회를 넘어선 해방, 즉 해탈에 이를 수 있는 길이 된다.

마음에 새겨진 흔적과 삶의 결과

9 jĀti-deśa-kĀla-vyavahitĀnĀm apy Ānantaryaṁ smṛti SaṁskĀrayor eka-rūpatvĀt.

출생, 장소, 시간의 차이가 있더라도, 이러한 인상은 기억과 같은 형태로 남아 계속해서 연결된다.

10 tĀsĀm anĀditvaṁ cĀśiṣo nityatvĀt.

욕망은 끊임없이 이어지기 때문에, 욕망이 만들어낸 잠재된 인상은 무한한 흐름 속에서 계속 이어지는 것이다.

11 hetu-phalĀśrayĀlambanaiḥ SaṁgṛhītatvĀd eṣĀm abhĀve tadabhĀvaḥ.

잠재된 인상은 어떤 원인과 결과, 환경, 그리고 그것을 유지하는 요소에 의해 존재한다. 만약 이 조건들이 사라진다면, 그 인상도 사라지게 된다.

12 atītĀnĀgataṁ svarūpato 'Sty adhva-bhedĀd dharmĀṇĀm.

과거와 미래의 실재는 본질적 성향의 차이로 인해 성립된다.

13 te vyakta-sūkṣmĀ-guṇĀtmĀnaḥ.

이들은 드러나거나 미세한 형태로 존재하며, 물질의 본질적 속성인 세 가지 균형 상태에 의해 형성된다.

여기서 파탄잘리는 행위를 통해 마음에 남겨지는 잠재된 흔적인 삼스카라에 대해 좀 더 깊이 설명한다. 9절에서는 어떤 행위든 그것이 끝난 뒤에도 사라지지 않고, 삼스카라를 남기기 때문에 지속적인 영향을 미친다는 것을 다시금 강조한다. 삼스카라는 종종 기억에 비유된다. 어떤 행위가 끝난 뒤에도 마음속에 남아 계속 떠오른다는 사실만 봐도, 행위는 단순하게 끝나는 것이 아니라 의식 속에 흔적으로 자리 잡는다는 것을 알 수 있다. 그런 점에서 삼스카라를 행위가 남긴 미세한 기억의 형태로 이해할 수 있다. 문득 이런 의문을 품을 수 있다. 영혼은 어쩌다 이런 상태에 이르게 된 것일까? 또 언제부터 업의 반응과 윤회를 불러오는 삼스카라의 짐을 지게 되었을까? 마음에 새겨진 흔적처럼 남아, 이후의 생각과 행동을 반복하게 만들고, 그 반복은 다시 새로운 업을 낳는다. 하지만 인도 종교 사상에서 흔히 말하듯 이 질문은 이렇게 비켜 간다. 욕망에는 시작이 없기에, 행위를 일으키는 원인인 욕망 또한 시작이 없다는 것이다. 그러므로 마음에 남은 흔적 역시 처음이 없으며, 이 모든 흐름에는 기원이 존재하지 않는다.

11절에서는 삼스카라가 단지 원인과 결과를 지닐 뿐만 아니라, 그것이 뿌리내리는 토대와 의지하는 버팀목을 가지고 있다고 말한다. 그러나 이 네 가지가 정확히 무엇인지는 구체적으로 설명되지 않는다. 파탄잘리의 핵심은 여기에 있다. 삼스카라는 인과의 흐름과 그것이 머무는 근거를 제거함으로써 극복될 수 있다는 것이다. 12절은 다소 모호하게 느껴지지만, 11절에서 언급된 원인과 결과의 개념을 바탕으로 전개되는 것으로 보인다. 이 절의 핵심은 과거와 미래의 본성을 구분할 수 있다는 데 있다. 그 이유는 과거와 미래가 서로 다른 방향으로 움직이기 때문이다. 말하자면, 과거는 우리로부터 멀어져 가고, 미래는 우리를 향해 다가온다고 설명한다. 이러한 관점은 업의 개념과도 긴밀하게 연결된다. 어떤 행위가 일어나면, 그것은 마음속 흔적을 남기는 삼스카라가 되어 과거로 사라진다. 그러나 그 삼스카라는 여전히 남아 있다가, 언젠가 미래에 어떤 결과로 다시 나타난다. 브야사 역시 이 해석에 동의하며, 과거와 미래가 구분되는 이유를 이렇게 설명한다. 과거의 사물들은 이미 실제로 존재하고 있지만 미래의 것들은 아직 잠재적인 상태에 머물러 있다는 것이다.

이러한 관점은 아마도 13절에서 다시 언급되는 것으로 보인다. 이 절에서는 과거와 미래의 본성이 각각 드러나 보이는 상태인 명현vyakta(비야크타)과, 아직 미묘한 형태로 존재하는 상태인 미세sūkṣma(수크슈마)로 설명된다. 하지만 둘 다 본질적으로는 과거와 미래 모두 물질의 근본 성질인 세 가지 물질적 속성gunas(구나)으로 구성되어 있다는 것이다. 물질이 세 가지 성질인 삿트바Sattva, 라자스rajas, 타마스tamas를 지니고 있다는 프라크리티prakriti 사상은 상캬 철학의 핵심 원리 가운데 하나이며, 《바가바드 기타》와 《마하바라타》에 담긴 가르침에서도 중요한 요소로 나타난다. 이러한 관점에 따르면, 물질 세계에 나타나는 모든 현상은 이 세 가지 근본 성질의 결합으로 형성된다. 이 용어들은 정확하게 번역하기 어려운 개념들이지만, 대체로 삿트바는 진리, 순수, 빛, 선함, 덕성을 뜻하고, 라자스는 열정, 에너지, 행동, 성취를 나타내며, 타마스는 어둠, 환상, 무기력, 불순함을 의미한다. 파탄잘리는 과거와 미래의 본질이 다르다고 하더라도, 이 모든 현상은 결국 구나의 영역 안에 속한다고 말한다. 따라서 이들은 모두 순수한 자아인 푸루샤의 본성과는 본질적으로 분리되어 있다.

대상과 그것을 인식하는 과정

14 pariṇĀmaikatvĀd vastu-tattvam.

어떤 대상이 다양한 변화를 겪더라도 동일한 정체성을 유지하기 때문에, 그것은 실재하는 것이다.

15 vastu-sĀmye citta-bhedĀt tayor vibhaktaḥ panthĀḥ.

어떤 대상은 모든 상황에서 동일한 정체성을 지니지만, 사람마다 정신 상태가 다르면 그것을 받아들이는 방식도 달라진다.

16 na caika-citta-tantraṁ vastu tad-apramĀṇakaṁ tadĀ kiṁ syĀt.

대상은 한 사람의 의식만으로 형성될 수 없다. 만약 어떤 대상이 한 사람의 인식에 의해 존재한다면, 그가 그것을 보고 있지 않을 땐 그 대상은 존재하는가, 사라지는가?

17 tad-uparĀgĀpekṣitvĀc cittasya vastu jñĀtĀjñĀtam.

대상이 마음에 미치는 영향에 따라, 우리는 그것을 인식하기도 하고 알아차리지 못하기도 한다. 한 사람의 정신이 다른 사람의 인식에 종속된다면, 두 지성은 분리될 수 없게 되어 기억이 뒤섞이게 될 것이다.

이 구절에서 파탄잘리는 인도 철학의 보다 미묘한 측면들, 이 세계의 실재 여부에 대해 탐구한다. 상카라차르야ŚaṅkarĀcĀrya(비이원론(아드바이타) 철학의 대표적인 사상가로, '상카라라는 이름의 위대한 스승'이라는 뜻)는 "브라흐만은 진실이며, 세계는 환상이다"라는 명제로 잘 알려져 있다. 반면 불교는 공śūnyavĀda,空(모든 존재는 본질 없이 조건에 따라 잠시 드러나는 것)의 사상을 따르며, 세상에 영원한 것은 없고 따라서 절대적으로 실재하는 것도 없다고 본다.

상카라의 가르침은 불교와는 다르다. 그는 절대적 실재가 존재하며, 그것이 브라흐만이라고 보았다. 그러나 그 실재에 대한 인식은 환상mĀyĀ의 힘에 의해 왜곡되어 잘못된 것으로 나타난다. 이 때문에 그의 사상은 때때로 '환상의 교설'이라는 마야바다mĀyĀvĀda라고 불리기도 한다. 파탄잘리가 활동하던 시대적 배경을 고려하면, 이 구절에서 그가 비판하고 있는 대상은 불교의 공 사상으로 보인다. 마야바다는 상카라와 그의 스승 가우다파다GaudapĀda의 저술 이후 수 세기가 지나서야 두드러지게 등장했기 때문이다.

이 구절에서 요가 수트라는 우리가 지각하는 세계는 실재한다는 상캬 철학의 사탸바다SatyavĀda입장을 분명히 지지한다. 우리의 인식이 왜곡될 수는 있지만, 각각의 사물은 그 자체의 객관적인 실재를 지니고 있다는 것이다. 14절은 이 점을 매우 명확하게 선언하고 있다. 시간의 변화 속에서도 하나의 사물은 변하지 않는 동일한 정체성을 유지하며, 따라서 그것은 지각되는 형태 그대로 실재한다고 본다. 이어지는 내용에서는 지각과 실재의 관계를 다룬다. 어떤 이들은 사물의 실재성과 본질이 그것을 지각하는 방식에 따라 달라진다고 생각할 수도 있다. 그러나 파탄잘리는 이러한 관념론적 관점을 받아들이지 않는다. 사람마다 하나의 대상을 다르게 인식할 수는 있지만, 그 대상 자체는 인식과는 무관하게 객관적인 정체성으로 존재한다는 것이 그의 입장이다.

이 주장은 16절과 17절에서 더욱 분명하게 드러난다. 파탄잘리는 반문한다. 만약 사물의 본질이 인식에 따라 달라진다면, 그것이 인식의 범위를 벗어났을 때에도 여전히 존재한다고 말할 수 있을까? 사물은 인식되기도 하지만 때론 인식되지 않을 수도 있다. 그렇다고 해서 인식되지 않을 때 그 사물이 존재하지 않는다고 말할 수 있을까? 이처럼 파탄잘리는 주관적인 실재 개념을 부정하고, 세계는 인식과는 무관하게 객관적 실재를 지닌다는 입장을 분명히 한다.

마음과 참된 자아

18 citta-vṛttayas tat-prabhoḥ puruṣasyĀpariṇĀmitvĀt.

마음의 모든 움직임은 언제나 참된 자아에게 드러나 있다. 참된 자아는 마음의 주인이며, 결코 변화에 물들지 않기 때문이다.

19 na tat svĀbhĀSaṁ dṛśyatvĀt.

마음은 인식의 대상이 될 수 있으므로 스스로를 비추는 존재로 볼 수는 없다.

20 eka-Samaye cobhayĀnavadhĀraṇam,

마음은 언제나 무언가를 인식하는 도구이지, 그 자신을 비추는 주체는 될 수 없다.

21 cittĀntara-dṛśye buddhi-buddher atipraSaṅgaḥ smṛti-Saṁkaraś ca,

만약 하나의 마음이 다른 마음의 인식에 종속된다면, 두 지성은 서로 분리될 수 없으며 기억 또한 뒤섞이게 될 것이다.

22 citer apratiSaṁkramĀyĀs tad-ĀkĀrĀpattau sva-buddhi Saṁvedanam,

마음이 온갖 생각과 감정에서 벗어나 고요해지면, 참된 자아가 드러나고 스스로를 온전히 이해할 수 있다.

23 draṣṭṛ-dṛśyoparaktaṂ cittaṂ SarvĀrtham,

마음이 이처럼 보는 자(주체)와 보이는 것(객체) 모두에 의해 물들게 되면, 모든 대상을 인식할 수 있는 상태가 된다.

파탄잘리는 다소 난해하고 모호한 구절에서 푸루샤와 마음이 지각하는 세계 사이의 구분을 드러내고 있는 듯하다. 먼저 그는 참된 자아는 마음이나 외부 세계처럼 변화에 영향을 받지 않는 존재라고 단언한다. 따라서 본래적 앎의 상태는 흐려지지 않으며, 떠도는 생각의 흐름을 있는 그대로 알아차릴 수 있다. 여기서 파탄잘리는 참된 자아

안에 본래 깃든 앎이, 마음의 작용을 통해 얻어지는 지식과는 본질적으로 다르다는 점을 드러내려는 듯하다. 마음을 통해 얻는 지식은 불완전하며 오해로 쉽게 물들 수 있지만, 참된 자아의 앎은 그와는 본질적으로 다르게 온전하고, 흐려지지 않는다. 또한 마음은 참된 자아에 의존하며, 참된 자아에 의해 인식되는 존재다. 그러므로 마음은 독립된 인식 주체가 아니라, 참된 자아를 비추는 도구이자 반영으로 인식해야 한다.

마음이 외부 대상을 지각하고 있을 땐 자신의 정체성을 자각할 수 없고, 따라서 그를 통해 얻는 지식은 본질적으로 제한적이고 단편적이다. 이로 미루어볼 때, 참된 자아 안에 깃든 앎은 절대적이라고 암시된다. 만약 마음이 자신의 사고 과정을 인식할 수 있다면, 서로 구분되어야 할 기억들이 뒤섞여 혼란에 빠질 것이다. 21절에 따르면, 파탄잘리는 마음이 스스로를 인식할 수 없다는 논리를 통해, 인식의 주체와 객체가 동일하다고 보는 불교적 관점을 반박했다.

이 구절의 핵심은 22절에 이르러 드러난다. 여기서 우리는 다시 요가의 담론으로 돌아오게 된다. 마음의 변형이 멈추었을 때 사고 작용의 한계를 넘어서게 된다. 어떻게 가능할까? 이 지점에서 참된 자아는 마음과 동일시되며, 그 고유한 인식 능력이 드러난다. 이는 마음의 움직임이 완전히 멈춘 상태를 통해 이루어지는 요가 수행의 궁극적인 결과다. 이 상태에 이르면 마음은 감각을 통해 외부 세계로 흐르지 않고, '보이는 것[dṛśya]'에 대한 인식을 넘어서 '보는 자[draṣṭṛ]' 즉 참된 자아에 대한 자각이 일어나게 된다.

이제 파탄잘리의 논의가 어디를 향하고 있는지 알 수 있다. 그는 이야기를 다시 처음의 출발점으로 되돌리며 정리해 나간다. 감각을 통해 세계를 지각하며 이리저리 흩어지는 마음의 움직임은 멈추어야 한다. 오직 그때에야 비로소 참된 자아의 존재가 드러나기 시작하기 때문이다. 속박과 환상, 그리고 윤회의 원인은 참된 지식의 부재인 아비디야avidya에 있다. 하지만 요가 수련은 바로 이 무지의 상태를 다루며, 그 과정을 통해 참된 자아에 대한 인식을 포함한 온전한 지식이 수행자 안에서 일어나게 된다. 이것이 곧 물질로부터의 분리이자 끊임없는 윤회의 종식인 카이발야를 향한 관문이다. 파탄잘리는 이제 이 모든 논의를 해탈이라는 결론으로 자연스럽게 이어가고 있다.

해탈을 향하여

24 tad-aSaṁkhyeya-vĀSanĀbhiś citram api parĀrthaṂ Saṁhatya-kĀritvĀt.
마음은 경험과 기억의 영향을 받아 계속해서 변하지만, 푸루샤와 결합함으로써 비로소 본래의 역할을 수행하게 된다.

25 viśeṣa-darśina Ātma-bhĀva-bhĀvanĀ-vinivṛttiḥ.
이 차이를 깨닫는 사람은 자신을 속박하는 근본 조건을 끊고 해탈에 이른다.

26 tadĀ viveka-nimnaṁ kaivalya-prĀg-bhĀraṁ cittam.

그렇게 되면, 분별지에 깊이 몰입함으로써 마음의 본체는 해탈로 나아간다.

27 tac-chidreṣu pratyayĀntarĀṇi SaṁskĀrebhyaḥ,

깊은 깨달음의 상태가 흐트러지면, 잠재된 인상(이전에 남아 있던 기억과 습관들)이 작용하여 새로운 생각과 개념들이 다시 떠오른다.

28 hĀnam eṣĀṁ kleśavad uktam,

이런 혼란스러운 생각들은 앞서 언급된 번뇌를 없애는 것과 같은 방식으로 사라질 수 있다고 한다.

이제 요가 수트라의 결론에 가까워졌다. 앞선 구절에서는 마음의 작용이 더는 외부 세계만을 향하지 않고, 지각되는 대상뿐 아니라 지각하는 자, 즉 참된 자아와도 관계를 맺기 시작하는 지점에 도달했다. 그러나 과거의 행위로 인해 여전히 의식에 새겨진 잠재적 인상이 남아 있으며, 요가 수련을 통해 드러나기 시작한 더 깊은 깨달음을 방해할 수 있다. 하지만 이제 마음은 참된 자아를 향해 작용하며 그와 결합된 상태에 있으므로, 이러한 인상들도 더는 예전과 같은 영향을 미치지는 못한다.

이렇게 요가 수행자는 참된 자아와 세계를 구별하여 바라볼 수 있는 자가 된다. 이 분별의 지혜를 통해 그는 반복되는 존재의 흐름을 멈출 수 있게 된다. 파탄잘리는 25절에서 다시금 분명히 밝힌다. 그가 가르치는 요가의 진정한 목적은, 이 세계에서의 존재를 끝내고 그것을 끊임없이 반복시키는 업의 고리를 끊는 데 있음을 말한다. 이 단계에 이르면 요가 수행자는 자신이 누구인지에 대한 분명한 깨달음인 통찰viveka(비베카)의 지혜에 몰입하게 된다. 그로 인해 마음은 더 이상 세상에 머무르지 않게 되며 세상으로부터 완전히 자유로워지는 해탈을 향해 나아가게 된다.

그러나 이 과정은 아직 완전히 끝난 것이 아니며, 해탈을 향해 나아가는 길에서 인상과 흔적의 잔상들은 여전히 걸림돌이 될 수 있다. 이 경우, 인상과 흔적은 앞서 언급한 번뇌, 고통과 같은 방식으로 다루어야 한다고 말한다. 여기서 본문은 1장 32절을 참조하고 있다. 그 구절에서 하나의 대상에 꾸준히 집중하는 수행이 번뇌를 잠재우는 방법으로 제시된다. 이 단계에서도 해탈을 방해할 수 있는 남아 있는 인상과 흔적을 다루기 위해 같은 방식의 수행이 권장된다.

해탈에 이르는 길

29 praSaṁkhyĀne 'py akusīdasya SarvathĀ viveka-khyĀter dharma meghaḥ SamĀdhiḥ.

진리를 깨닫고 높은 경지에 올랐지만, 여전히 아무것도 바라지 않는 자에게, 모든 번뇌와 업을 씻어내는 다르마의 구름과 같은 사마디가 찾아온다.

30 tataḥ kleśa-karma-nivṛttiḥ.

그 결과, 모든 번뇌와 카르마(업)의 영향이 사라지고 더 이상 작용하지 않는다.

31 tadĀ SarvĀvaraṇa-malĀpetasya jñanasyĀnantyĀj jñeyam alpam,

모든 불순함이 걷힌 이에게는, 이미 깨달은 지혜가 무한하기에 더 알아야 할 것이 남아 있지 않다.

32 tataḥ kṛtĀrthĀnĀṁ pariṇĀma-krama-SamĀptir guṇĀnĀm,

사람의 마음과 성향은 끊임없이 변화하지만, 완전한 깨달음에 이르면 더는 변할 필요가 없게 된다. 동요하지 않는 해탈 상태에 들어가 목적을 달성했기 때문이다.

33 kṣaṇa-pratiyogī pariṇĀmĀparĀnta-nirgrĀhyaḥ kramaḥ,

마음의 동요는 순간순간 일어나지만, 모든 변화를 겪고 나서야 비로소 인식된다.

34 puruṣĀrtha-śūnyĀnĀṁ guṇĀnĀṁ pratipraSavaḥ kaivalyaṁ svarūpa-praviṣṭhĀ vĀ citi-śaktir iti,

카이발야란 내면의 영혼이 외부 세계의 속성으로부터 완전히 자유로워지고, 본래의 순수한 상태로 돌아가는 것을 의미한다.

파탄잘리는 이 마지막 구절들에서 요가 수련을 통해 도달할 수 있는 궁극적 목표인 해탈을 강조하며 설명을 마무리한다. 여기에서는 해탈이 무엇을 의미하며, 이 고귀한 존재의 상태에 어떻게 이르게 되는지를 설명한다.

이 경지에 도달할 수 있는 이는 세속적인 성공에 대한 모든 욕망을 내려놓은 사람이다. 여기서 말하는 성공이란 제3장에서 언급한 다양한 능력을 뜻하는 것으로 보인다. 그다음, 참된 자아와 물질을 분별하는 지혜에 이른 이에게는 '다르마의 구름 삼매dharma- megha-SamĀdhi(가장 높은 경지의 삼매-깊은 집중 상태)'가 드러난다. 이 지혜는 더 이상 자신을 몸이나 마음, 혹은 이 세상 속의 정체성으로 보지 않고, 물질에 물들지 않는 초월적 자아, 푸루샤가 진정한 나임을 꿰뚫어 보는 통찰을 의미한다. 마치 계절풍이 몰고 오는 먹구름처럼, 오랫동안 응축된 것을 한순간에 쏟아내는 상태를 떠올리게 한다. 여기서 '다르마'는 일반적으로 도덕, 의무, 올바름을 뜻하는 말로 이해되며, 브야사는 이 삼매를 그런 의미로 해석한다. 깨달음을 얻은 수행자는 더는 자신을 몸과 마음의 틀로 인식하지 않기에, 자연스럽게 도덕적인 존재로 살아가게 된다는 것이다. 하지만 다르마는 고유한 본성이라는 의미도 함께 가지고 있다. 그렇게 본다면, 파탄잘리는 이 삼매의 상태를 통해 수행자가 자신의 본래적인 성질, 몸과 마음을 넘어선 진정한 영적 자아에 대해 완전한 자각에 이른다고 말하고 있는지도 모른다.

다르마의 구름 삼매가 수행자에게 나타나면, 업과 번뇌가 모두 소멸한다. 이 짧은 30절은 매우 깊은 의미를 담고 있다. 이미 앞에서 업이 어떻게 우리의 존재를 이 세계에 계속 묶어두는지 설명했기 때문이다. 이 구름 삼매가 나타나면서 그 업의 연쇄 반응이 끊기고 윤회와 물질적인 존재 또한 끝나게 된다. 여기서 말하는 번뇌는 요가 수행의 장애물들을 가리킬 수도 있지만, 더 넓은 의미에서는 노화, 질병, 죽음과 같은 삶의 고통 전반을 뜻할 수도 있다. 즉 업의 소멸과 함께 이 모든 고통도 함께 사라진다는 것이다.

이 깨달음의 상태에 이르면, 알아야 할 것은 남아 있지 않는다.《바가바드 기타》에서도 이와 유사한 말이 전해진다. 크리슈나는 "이것을 알게 되면 더는 알아야 할 다른 것은 남지 않는다"고 말한다(7.2). 즉 참된 지혜에 도달한 이에게는 탐구해야 할 지식이 존재하지 않으며, 모든 앎은 하나의 중심으로 수렴하게 된다. 삼매의 상태에 이르면 세계에 대한 온전한 지각이 가능해지고 물질의 본성과 참된 자아가 어떻게 구별되는지 분명히 알게 된다. 우리는 평소 감각을 통해 외부 세계를 인식하기 때문에, 지식에는 한계가 따를 수밖에 없다. 그러나 삼매는 이러한 한계를 넘어서게 하며, 그 지혜는 마침내 경계 없는 앎, 즉 무한한 지혜로 이르게 한다.

32절에서는 세 가지 속성의 작용이 다시 언급된다. 카이발야에 이르면 이 속성들의 움직임은 멈추고, 그 역할을 모두 다한 것으로 간주된다. 이는 물질적 근원prakṛti(프라크리티, 우리가 보고, 느끼고, 경험하는 모든 현상의 근원, 즉 자연과 물질의 뿌리)이 드러나지 않은 상태에서 시작해, 세계를 이루는 다양한 형태로 전개된다고 설명하는 상캬 철학의 가르침과 연결된다. 이러한 전개는 세 가지 속성이 고요한 균형 상태를 깨고 움직이기 시작할 때 일어난다. 삼매의 상태에 이르면 이 속성들이 다시 본래의 균형 상태로 돌아가고, 그에 따라 세상을 형성하던 물질적인 작용(프라크리티의 작용) 역시 멈추게 된다는 점이다.

역할을 다했다는 '끄리따르담kṛtĀrtham'이라는 표현은, 물질 세계의 전개가 본래 참된 자아가 해탈에 도달하도록 돕기 위해 존재한다는 점을 다시 확인시킨다. 수행자가 이 깨달음에 이르게 되면 세 가지 속성의 작용도 그 사람에게는 이미 끝난 것이 되어 더는 움직일 필요가 없어진다. 자연의 세 가지 속성은 이 세계의 모든 존재에게 끊임없이 작용하지만, 삼매를 통해 참된 지혜에 이른 이에게는 그 작용이 필요하지 않다. 자신의 존재에 대한 진실한 자각이 일어나고, 이제 더 알아야 할 것은 남아 있지 않게 된다. 이때 세 가지 속성은 수행자에게 더 이상 영향을 미치지 않으며, 수행자는 본래의 자유롭고 순수한 상태와 가까워진다.

파탄잘리는 마지막 절에서 글을 마무리하며 요가가 지향하는 궁극적 목표인 해탈을 두 가지로 정의한다. 첫째, 해탈은 바로 앞 절에서 설명한 것처럼 속성의 흐름이 완전히 멈춘 상태를 의미한다. 다시 말해, 참된 자아가 무지를 벗어나 물질과의 얽힘에서 완전히 벗어난 상태를 가리킨다. 참된 자아는 본래 순수한 상태에서는 그것을 이루는 세 가지 속성을 필요로 하지 않는다. 따라서 해탈에 이르면 이 속성들과의 연결이 자연스럽게 끊어진다. 이것이 해탈에 대한 첫 번째 정의다. 둘째, 해탈은 의식의 힘이 본래의 자연스러운 상태로 되돌아간 상태이다. 이 개념은 다소 어렵게 느껴질 수 있지만 육체와 자신을 동일시하던 환상이 사라지고, 자신이 누구인지를 아는 자각, 즉 참된 자아로서의 인식이 자리 잡는 상태를 뜻한다. 이처럼 해탈은 자신의 영적 정체성을 깨닫고 실현한 상태를 말한다. 이렇게 파탄잘리는 요가 수트라의 마지막에서 자신의 가르침이 궁극적으로 향하는 목표를 분명하게 드러낸다.

요가는 단지 마음을 다스리는 기술이 아니다. 인도 철학 전통 속에서 해탈이라는 가장 높은 이상을 추구하는 길임을 선언하는 것이다. 불교, 자이나교, 베단타, 삼캬와 마찬가지로, 파탄잘리는 이 세상의 존재와 윤회를 고통의 근원으로 본다. 그 고리를 끊으며 윤회로부터 완전한 자유를 얻는 것을 최고의 이상으로 제시한다. 그리고 그는 그 해방에 이르기 위해 참된 자아에 대한 통찰과, 그것을 실현할 수 있는 실제적인 수행의 길을 명확하고 치밀하게 제시한다. 요가 수트라는 그렇게, 요가의 본질을 향해 한 걸음 한 걸음 이끈 끝에, 마침내 완전한 자유, 해탈의 문 앞에 우리를 데려다 놓는다.

결론

이 책을 통해 요가 수트라의 핵심을 조명해 보았지만, 다시 한번 마무리를 하며 주요 개념을 되새기고, 이를 통해 요가라는 거대한 체계가 본질적으로 무엇을 의미하는지 성찰해 보는 것도 의미 있을 것이다. 다만, 이미 다룬 내용을 불필요하게 반복하지 않도록 최대한 간결하게 정리하고자 한다.

요가 수트라에서 제시된 사상들은 고대 인도의 대서사시《마하바라타》, 특히 그중에서도 핵심 철학의 가르침이 담긴《바가바드 기타》와 많은 공통점을 갖고 있는 것으로 보인다(《마하바라타》는 인도의 가장 위대한 서사시 중 하나로, 인간 삶의 갈등과 도덕적 선택, 영적 깨달음을 다루고 있으며, 그중에서도《바가바드 기타》는 신 크리슈나가 전사 아르주나에게 전하는 가르침을 통해 요가와 깨달음의 본질을 설명하는 중요한 부분이다). 확실한 증거를 제시할 수는 없지만, 파탄잘리가《바가바드 기타》의 가르침을 깊이 이해하고 있었으며, 자신의 논의를 전개하는 과정에서 그 개념들을 효과적으로 활용했다고 사료된다. 앞서 '고전 요가classical Yoga'라는 개념을 언급했는데, 이는 이후에 발전한 탄트라 수행Tantric practices(요가와 명상을 포함한 인도의 전통적인 수행 체계 중 하나로, 신비하고 의례적인 요소가 강조되는 것이 특징이다. 고전 요가가 내면의 수련과 해탈을 중심으로 삼았다면, 탄트라 요가는 신비로운 힘과 상징적인 의식을 활용하여 깨달음에 도달하려 한다)과 구별되는 전통적인 요가를 뜻한다. 만약 이런 고전 요가가 실제로 존재한다면, 그 범위에는 《우파니샤드》, 《바가바드 기타》, 《마하바라타》에 나오는 요가적 가르침과 함께 요가 수트라도 포함될 것이다.

'고전 요가'와 이후의 요가를 구분하는 개념 자체에 의문을 제기할 수도 있다. 파탄잘리가 아사나(신체 자세)와 프라나야마(호흡 조절)를 인식하고 있었다는 점을 들어, 비록 이를 깊이 있게 다루지 않았더라도 이미 후대 요가의 개념을 포괄하고 있다고 주장할 수 있기 때문이다. 요가 수트라는 군더더기 없이 간략하게 서술되어 있어 상세한 논의를 펼치지 않는다. 그러나 파탄잘리가 제시한 요가 철학과 오늘날, 특히 서구에서 널리 실천되고 있는 요가의 형태 사이에는 분명한 차이가 있다는 사실은 부정하기 어렵다.

요가 수트라의 핵심을 정확히 정의하면, 그것이 궁극적으로 탐구하는 것은 '마음의 요가'이며, 신체적 수행은 부차적인 요소에 불과하다는 결론에 이르게 된다. 나아가, 이는 인도 종교 사상과 깊이 맞닿아 있는 영적인 학문으로, 이 맥락에서 요가 수트라를 떼어 놓고 이해하는 것은 사실상 불가능에 가깝다. 결국 요가 수트라가 제시하는 것은 수행자가 자신의 정신을 완전히 통제할 수 있도록 돕는 기술이고, 그 궁극적인 목표는 윤회의 굴레에서 벗어나는 것이다. 다시 말해, 요가는 단순한 신체적 수련이 아닌 마음을 완전히 통제하여 깨달음에 이르는 것이고 결국 해탈에 도달하는 것을 목표로 한다. 이것이야말로 파탄잘리가 제자들에게 전하고자 한 요가의 본질이다.

그렇다면 과연, 신체적 움직임이 중심이 된 현대 요가의 창시자를 파탄자리로 볼 수 있을까? 현대 요가를 이루는 여러 요소가 파탄잘리와 직접적인 연관이 없다는 것은 명백하다. 따라서 그를 '요가의 아버지'로 단정하는 것은 성급한 결론일 수 있다. 하지만 반대로, 그의 역할을 완전히 배재하는 것 역시 어렵다. 파탄잘리는 요가의 근본 체계를 정립했고, 이후 수 세기에 걸쳐 그것이 확장되고 재해석되면서 오늘날의 요가가 만들어졌기 때문이다. 비록 지금의 요가는 그의 원래 비전과 비교하면 상당히 달라졌지만, 그 뿌리까지 완전히 사라진 것은 아니다.

그렇다면 이러한 변화와 발전은 어디에서 비롯된 것일까? 인도 종교사를 살펴보면, 기원후 400년경을 전후로 전통적인 베다, 불교, 자이나교 사상이 탄트라의 영향을 받아들이기 시작했다. 탄트라 사상 역시 오랜 역사를 가졌을 가능성이 있지만, 그 이전까지는 산스크리트 문화권과는 별개의 흐름 속에서 전개되었을 것으로 보인다. 그 후 여러 세기에 걸쳐, 기존의 전통들이 탄트라 사상의 요소를 점점 더 받아들였고 결국 주변적인 것이 아니라 중심적인 정체성으로 자리잡게 되었다. 따라서 요가 전통 역시 인도의 다른 영적 전통들과 마찬가지로 점차 탄트라의 영향을 받아 변화해 왔다고 볼 수 있다. 그 결과, 요가 수트라나 바가바드 기타에 나타나는 본래의 요가 수련 방식은 시간이 흐르면서 점점 변형되어 오늘날의 요가에 탄트라적 요소가 깊이 스며들게 되었다.

용어집

- 아브야사AbhyaSa: 특정한 수행이나 훈련을 지속적이고 규칙적으로 실천하는 것.
- 아드햐트마Adhyatma: 자아에 관련된 것으로 인간의 본질과 참된 자아를 깨닫게 하는 탐구 과정.
- 아드바이타Advaita: 비이원론non-dualism. 모든 존재가 본질적으로 하나이며, 개별적 자아atman(아트만)와 우주의 근원적 실재Brahman(브라만)가 다르지 않다고 보는 철학적 개념.
- 아가마Agama: 선대에서 전해 내려온 경전이나 가르침으로, 파탄잘리가 지식의 근거로 인정한 세 가지 방법 중 하나.
- 아함카라Ahamkara: 자아의식을 형성하는 심리적인 요소로, 자신을 개별적인 존재로 인식하게 하는 역할을 하며, 자만심이나 오만함을 의미하기도 함.
- 아힘사AhimSa: 어떠한 형태의 해침이나 폭력도 가하지 않는 것. 즉 비폭력

과 불살생의 원칙.

- 아지비카스Ajivikas: 베다의 권위를 인정하지 않고 절대적 운명론을 중심으로 가르침을 전개한 고대 종파.
- 아난다Ananda: 지복 또는 환희를 의미하며, 종종 영적 깨달음의 경험을 나타냄.
- 아니마AnimĀ: 자신을 매우 작게 만드는 능력을 부여하는 초자연적인 힘.
- 아누마나AnumĀna: 추론을 의미하며, 파탄잘리가 인정한 세 가지 지식의 수단 중 하나.
- 아사나ASana: 특히 요가 수행의 요소로서 앉는 자세를 의미.
- 아쉬탕가Ashtanga: 팔지八枝(여덟 단계)를 의미하며, 파탄잘리가 가르친 요가 수행의 이름.
- 아스미타AsmitĀ: 개인주의로 기울어지는 개인 정체성의 감각.
- 아스티카Āstika: 베다 계시의 권위와 유효성을 인정하는 정통파.
- 아트만Atman: 자아 또는 영혼.
- 아바타라Avatara: 크리슈나Krishna나 라마RĀma와 같이 최고 신Supreme Deity이 지상에 강림한 것.
- 아비디야Avidya: 무지, 즉 참된 지식의 부재.
- 바가바드 기타Bhagavad-gita: 인도의 대서사시인 마하바라타의 일부로, 다양한 종교적 가르침을 담고 있으며, 특히 명상 요가 수행에 대한 내용을 포함.
- 비자Bīja: 씨앗 또는 근원을 의미하는 산스크리트어로 어떤 대상이나 개념의 근본이 되는 요소를 가리킴.

- 브라마차리아Brahmacharya: 금욕이나 성적 절제.
- 부디Buddhi: 지성 또는 지적 능력을 의미하며, 개인의 심리적 구성 요소 중 정보를 분석하고 그에 기반하여 결정을 내리는 부분.
- 차르바카CĀrvĀka: 고대 인도의 회의주의적 유물론 학파로, 지각을 통해서만 지식을 얻을 수 있다고 주장하며 베다의 권위를 부정.
- 치타Citta: 마음 또는 의식을 의미하며, 인간의 정신 활동과 의식을 포괄하는 개념으로 세 가지 구성 요소인 마나스manas(감각 정보를 수집하고 처리하는 역할), 부디buddhi(판단과 결정을 담당하는 지성), 아함카라ahaṁkĀra(자신을 개별적인 존재로 인식하게 하는 자아의식)를 지님.
- 다르샤나Darśana: 보는 행위, 관찰을 의미하며, 진리를 인식하려는 철학 체계를 지칭.
- 다라나DhĀraṇĀ: 요가 수행의 한 단계로, 마음을 하나의 대상에 집중시키는 것을 의미.
- 디야나DhyĀna: 명상. 마음을 제어하고 내면으로 시선을 돌려 참된 자아인 아트만atman을 직접적으로 인식하려는 수행.
- 드라슈트르Draṣṭṛ: 보는 자 또는 지각하는 자를 의미하며, 아트만을 지칭.
- 드리샤Dṛśya: '보이는 것' 또는 '지각되는 것'을 의미하며, 외부 세계를 나타냄.
- 두카Duhkha: 슬픔, 비참함, 고통.
- 드베샤Dveṣa: 증오, 혐오.
- 가리마GarimĀ: 자신의 몸을 무겁게 하여 움직이지 않게 만드는 초자연적인 능력.
- 구나스Gunas: 모든 물질에 스며들어 있으며 우리의 삶, 정신 상태, 행동 방

식에 영향을 주는 세 가지 특성 또는 성질을 의미.

- 하타요가Haṭha-yoga: 주로 신체적 운동과 자세에 기반한 요가의 한 형태.
- 이시바라Ishvara: 절대적 존재로서의 최고 신.
- 이시트바Īśitva: 세계를 지배할 수 있는 초자연적인 능력을 의미.
- 자파Japa: 기도문이나 만트라를 조용히 또는 묵상하며 반복적으로 암송하는 것.
- 지나나Jnana: 지식 또는 깨달음을 의미하며, 일상적인 이해부터 깨달음과 해방을 가져오는 심오한 통찰까지 포함.
- 카이발야Kaivalya: 고독 또는 분리를 의미하며, 상키야 철학에서 참된 자아가 물질로부터 분리된 상태를 나타냄.
- 카르마Karma: 행동을 의미하며, 이러한 행동이 미래의 결과로 이어지는 것을 나타냄.
- 클레샤Klesha: 어려움, 장애 또는 고통을 의미.
- 크리야 요가Kriya-yoga: 특정한 행동을 기반으로 하는 요가 수행법.
- 라기마LaghimĀ: 몸을 가볍게 하여 공중을 떠다닐 수 있게 하는 초자연적인 능력.
- 로카야타스LokĀyatas: 우리가 지각하는 세계 너머에 존재하는 것은 없다고 믿는 무신론자나 회의론자.
- 마하바라타MahĀbhĀrata: 인도의 방대한 서사시로, 요가에 대한 초기 가르침을 포함.
- 마히마MahimĀ: 자신의 몸을 거대하게 만드는 초자연적인 능력.
- 마나스Manas: 마음, 감각을 통해 받은 지각을 수용하고 분류하는 심리적

요소.

- 만트라[Mantra]: 찬가, 기도문 또는 신성한 소리. 명상할 때 자주 사용됨.
- 모크샤[Moksha]: 해탈 또는 해방을 의미하며, 윤회와 카르마의 순환에서 벗어난 상태.
- 나스티카[NĀstika]: 베다 계시의 권위를 인정하지 않는 사람. 비신자.
- 니다[Nidra]: 수면.
- 니르비자[Nirbīja]: 어떤 씨앗도 없는 상태(특정한 대상이나 생각에 의존하지 않는 상태). 특정한 대상을 초점으로 삼지 않는 명상의 형태.
- 니르바나[NirvĀṇa]: 모크샤와 유사한 개념으로, 윤회에서 벗어난 해탈 또는 해방을 의미.
- 니야마[Niyama]: 요가 수행에서 지켜야 할 규율 중 하나.
- 파리나마[ParinĀma]: 변화 또는 변형을 의미하며, 원초적인 프라크리티[prakriti](물질)가 다양한 요소로 진화하는 과정을 나타냄.
- 프라다나[PradhĀna]: 프라크리티가 다양한 우주로 진화하기 전의 원초적인 상태.
- 프라카먀[PrĀkĀmya]: 제한 없이 어떤 방식으로든 행동할 수 있는 초자연적인 능력.
- 프라크리티[Prakṛti]: 비분화된 원시 형태와 진화된 다양한 형태 모두를 포함하는 물질.
- 프라마나[PramĀṇa]: 진정한 지식을 얻을 수 있는 공인된 수단.
- 프라나바[Praṇava]: 신성한 음절 '옴[om]'.
- 프라나야마[PrĀṇĀyĀma]: 호흡 과정을 조절하는 요가의 한 부분.

- 프라프티PrĀpti: 멀리 있는 물건을 획득할 수 있는 초자연적 능력.
- 프라사다PrasĀda: 자비, 은총, 평온함.
- 프라티바PrĀtibha: 이성적 추론이 아닌 직관적인 지식.
- 프라티프라사바PratipraSava: 흐름을 거슬러 올라가 원래의 상태로 돌아가는 것.
- 프라티아하라PratyĀhĀra: 요가 수행에서 감각을 외부 대상에서 떼어내어 내면으로 향하게 하는 단계.
- 프라타크샤Pratyakṣa: 감각을 통한 직접적인 지각으로, 인도 철학에서 지식을 얻는 주요 수단 중 하나.
- 푸냐Puṇya: 경건함이나 덕을 의미하며, 긍정적인 카르마를 가져오는 행동을 나타냄.
- 푸라나PurĀṇas: 18개의 산스크리트 문헌 모음으로, 우주의 창조, 유지, 파괴와 같은 주제를 다루며, 종종 최고 신의 행위를 설명함.
- 푸루샤Puruṣa: 사람을 의미하며, 상키야 철학에서 아트만(자아)과 동의어로 사용.
- 라가RĀga: 열정, 갈망, 강한 집착을 의미.
- 라자스Rajas: 세 가지 구나gunas 중 하나로, 열정, 에너지, 행동, 성취를 나타냄.
- 라마야나RĀmĀyaṇa: 라마 아바타라RĀma avatara(힌두교의 주요 신 중 하나로, 비슈누의 일곱 번째 아바타라(화신). 그의 이야기는 고대 인도 서사시인 라마야나에 기록되어 있으며, 의무와 도덕의 본보기로 여겨진다)의 활동을 기록한 초기 힌두교 경전.
- 리타Ṛta: 우주의 올바른 질서. 최고의 진리를 의미.
- 사다나SĀdhana: 결과를 얻기 위한 수단. 규칙적인 영적 수행을 나타냄.

- 삼마디SamĀdhi: 요가 수행의 최종 단계로, 마음이 고요해지고 모든 생각이 통제되는 상태.
- 사마나SamĀna: 복부 내에서 소화 과정에 활발하게 작용하는 공기.
- 사마파띠SamĀpatti: 마음의 움직임이 고요해져 삼매 이전에 존재하는 마음의 상태.
- 상키야Samkhya: 프라크리티prakriti(자연 또는 물질적 실재)와 푸루샤purusha(순수 의식 또는 영적 실재)의 절대적인 구별을 강조하는 초기 인도 사상 체계.
- 상키야 카리카Samkhya Karika: 상키야 체계의 주요 원리를 제시하는 경전.
- 삼스카라Samskara: 모든 생각, 말, 행동에 의해 마음에 남겨진 잠재적 인상.
- 삼야마Samyama: 요가의 여덟 가지 단계 중 마지막 세 단계인 다라나dhĀraṇĀ(집중), 디야나dhyĀna(명상), 사마디SamĀdhi(삼매)를 함께 수행하는 것.
- 사트바Sattva: 힌두 철학에서 세 가지 구나스 중 첫 번째로, 진리, 순수성, 빛, 선함, 덕을 나타냄. 이 용어는 물질적 현상을 지칭하는 데에도 사용됨.
- 사탬Satyam: 진실성, 정직성.
- 신디Siddhi: 완벽, 성공. 요가 수행을 통해 얻는 초인적인 능력을 지칭.
- 스므리띠Smriti: 기억 또는 회상.
- 수트라Sutra: 짧고 간결한 격언 또는 최소한의 단어로 핵심 의미를 전달하는 문장.
- 스바드야야SvĀdhyĀya: 베다Vedas의 연구 또는 독송(낭송).
- 탄트라Tantra: 알려진 경전에 기반한 영적 사상과 실천 체계로, 일반적으로 물질을 영적인 형태로 변형하는 것을 목표로 함.
- 타마스Tamas: 세 가지 구나 중 세 번째로, 어둠, 환상, 관성, 그리고 불순함

으로 나타남.

- 타파스Tapas: 물질적 또는 영적 보상을 얻기 위한 목적으로 수행하는 고행苦行 또는 수행.
- 우다나UdĀna: 몸 안에서 목에서 위로 상승하는 기운(호흡).
- 바이라기야VairĀgya: 물질적인 욕망으로부터 초연超然 또는 집착에서 벗어남.
- 바사나VĀSanĀ: 어떤 경험의 인상이 무의식적으로 마음에 남아 있는 것.
- 바시트바Vaśitva: 다른 사람을 자신의 통제 아래 둘 수 있는 초자연적인 능력.
- 베단타Vedanta: 우파니샤드Upanishads, 브라흐마 수트라Brahma Sutras, 그리고 바가바드 기타Bhagavad Gita의 가르침에 기초한 인도의 종교 철학 체계.
- 비부티Vibhūti: 영광, 풍요, 또는 뛰어난 업적.
- 비차라VicĀra: 특정 대상에 대한 지속적인 숙고(깊은 사색).
- 비칼파Vikalpa: 생각의 과정이 명확한 결론에 도달하지 못하는 상태, 즉 불확실성을 의미.
- 비파리야Viparyaya: 잘못된 인식, 그릇된 지식, 또는 환상.
- 비타르카Vitarka: 특정 대상이나 주제에 대한 의식적인 숙고(논리적 사고).
- 비베카Viveka: 식별력, 특히 프라크리티prakriti(물질 세계)와 푸루샤puruṣa(순수한 의식)의 구별을 인식하는 능력.
- 야마Yama: 절제, 자제, 원치 않는 행동을 피하는 것.
- 요긴Yogin(여성형: Yogini): 요가 수행자.

memo

memo

memo

쉽게 해설한 파탄잘리 요가 수트라

옥스퍼드 요가 수트라 수업

발행일 2025년 12월 22일
발행처 동글디자인
발행인 현호영
지은이 니콜라스 서튼
옮긴이 최기원
편 집 송희영
디자인 최치영, d.purple
주 소 서울특별시 마포구 월드컵북로58길 10, 더팬빌딩 9층
팩 스 070.8224.4322

ISBN 979-11-91925-33-3

The Yoga Sutras: A New Translation and Study Guide by Nicholas Sutton

Published by Mandala Publishing, an imprint of MandalaEarth, San Rafael, California, in 2019.

좋은 아이디어와 제안이 있으시면 출판을 통해 가치를 나누시길 바랍니다.
투고 및 제안: dongledesign@gmail.com